家庭用药百宝箱丛书

脑血管病用药知识问答

主　编　张守宇　吴玉芙　王翠兰
副主编　胡志波　杜风坤　李　峰

科 学 技 术 文 献 出 版 社
Scientific and Technical Documents Publishing House
北　京

(京)新登字130号

内容简介

本书以近300个问答的形式，简明扼要地对居家用药的注意事项、脑血管病的居家用药治疗以及其他有益于调节血压的生活方式进行阐述，希望可以对脑血管病患者有一定的帮助，使患者对脑血管病有一个相对清晰的认识，对脑血管病的治疗有个简明的可供查阅的工具。适合脑血管病患者及其家属参阅，对医务工作者亦具参考价值。

《家庭用药百宝箱丛书》编写委员会

主　编　陈　峥

副主编　刘小鹏　郑　曦

编　委　王玉波　刘运湖

　　　　杨　斌　周立霞

秘　书　李方玲

前言

由于经济发展，生活节奏的加快和生活水平的提高，人们的生活方式、生活习惯发生了极大的改变，各种慢性病明显增多；同时老龄化社会的到来，患者的医疗需求也发生了改变，由救急治疗，趋向于巩固、预防治疗和延年养生。因此，患者居家用药明显增多，尤其是老年人多病共存，同时服用2～3种以上药物者也越来越多。

药物如何服用？服用药物有可能出现什么异常情况？什么情况下，提示需要停用药物？服药的时候，饮食上要注意什么？这种药物不能和哪些药物同时应用？与其他药物同时应用要注意什么？中西药如何服用？药物之间孰优孰劣？诸如此类众多的为什么，是患者或患者家属最关心的问题。

有鉴于此，我们组织了北京中医药大学附属北京老年医院等单位长期从事临床工作的医护专家、临床药师，针对患者及患者家属居家用药所关心的问题，编写了临床常见病、多发病(糖尿病、高血压、冠心病、脑血管病等)的《家庭用药百宝箱丛书》。旨在指导患者结合自己的病情，居家合理地运用药物，避免用药不当带来的不良后果。本套丛书在内容选择上，力图反映常用药物(包括一些新药)的使用方法、注意事项以及基本治疗思路和原则；文字上尽量做到通俗易懂、简洁明了，使不具备医学知识的患者及患者家属也能掌握一些常见病的诊疗方法、常用药物使用的注意事项；也可作为各级医务人员，特别是广大基层医务人员用药的参考。

在编辑本书的过程中，得到了科学技术文献出版社的大力支持，在此丛书付梓刊行之际，表示诚挚的谢意。

陈　峥

目录

第一章

用药注意事项

脑血管疾病包括脑血栓、脑栓塞、脑动脉硬化、脑出血、脑外伤、脑手术后遗症等脑损伤性疾病，属于不可逆性多因素引起的慢性疾病。如脑血栓的发生是在脑动脉粥样硬化和斑块基础上，血液中的有形成分(以血小板为主)附着在动脉的内膜上形成血栓。因此，许多患者在出院后还需要长期居家用药等综合性治疗，才能够有效改善症状，防止病情复发或进展。

大家都知道"是药就有三分毒"，药物具有治疗的作用，也具有损害人体的各种副作用；"用药如用兵"，不仅要吃正确的药，更要正确地吃药。患者及患者家属关心的重要问题就是如何了解药物的作用、副作用，掌握正确的用药方法。本书就从取药开始，逐步给患者及患者家属进行说明。

1 为什么取药后一定要仔细地查看外包装？

有些人经过看病、检查、取药诸多过程，再加上辛苦地排队等待，常常焦急心烦，失去耐性；或平常就是大意的人，过分相信司药人员的责任心，以至于在医院的药房窗口或药店取药后，不注意看所取的药物，就随手放进包中。岂不知药物"事关人命"，发药人员也难保没有百忙中一疏的可能性，且"药物出门，概不退换"，等回到家中，再发现问题，岂不是徒增烦恼？还是请大家取药后，先仔细地查看药物外包装，看是否是医生医嘱开的药物？再者要查看一下外包装是否破损或封口是否已被打开过？另外，还要查看一下外包装上的说明。

2 为什么不能购买包装破损或封口已被打开过的药物?

包装破损或封口已被打开过的药物,即便不是假药,也会影响药物的保存质量而提前失效,何况更有存在装错药的可能。除非是临时用的少量药物,如由药房用药袋配给的药物,否则为了安全,请不要购买包装破损或封口已被打开过的药物。

3 查看药物外包装盒说明的重点是什么?

药物外包装盒上应有药物名称、批准文号(国药准字)、注册商标、生产厂家、生产日期、产品批号、有效期、贮藏;还有药物成分、性状、规格、适应证(功能与主治)、用法用量、不良反应、禁忌证、注意事项等。

患者或患者家属查看药物包装盒上的说明书,重点查看的是药物名称、适应证、剂量用法,有无批准文号、生产厂家等,其他的可做一般了解。药物名称、适应证、剂量用法等项必须与就诊时医生关照的、药房发药时说明的药名和用法相符合;药物必须有批准文号、注册商标、生产厂家这些内容,否则就是假药。

4 为什么会有一药多名?

这是因为药物名称有通用名、商品名、英文名、汉语拼音、化学名称等的不同。

通用名:国家食品药物监督管理局规定,医生处方的药物名称必须使用通用名,禁止使用其他不规范的药名。药物的通用名是国家药典或药物标准采用的法定名称。它的特点是具有通用性,即不论哪个厂家生产的同种药物都可用的名称。

商品名:又称为商标名,具有专有性质,通过注册受到法律保护,常在说明书的左上角用 R 表示。需要注意的是,同一成分且功能相同的药,经过不同的厂家生产出来,一种药物有时出现数种甚至几十种商品名称,如常用的扩血管药尼莫地平就有多种商品名，如尼莫同、尼立苏、特莱斯、维尔思、易夫林等。这些药物是可以相互替代的。生产厂家不同，药物的价格就可能有较大的相差。而不同成分、疗效相差甚远甚至相反的药，商品名称却又极其相似，如尼麦角林的商品名是爱得生，而多种维生素片也有爱得利的商品名，二者却是不同类别的药物。

化学名：是药物的化学结构式的名称，一般仅供医务人员参考。

汉语拼音：根据药物的通用名称的汉语拼音来确定。

仔细地看清药物名称的意义有：

①知道所用的药物，便于下一步再就医或取药时告诉医生。

②避免取错药物。当所取的药物名称与医生交代的药物名称不一样，而又不能确定是别名时，不要轻率地认为是一药多名，一定要向医师或药师求证。

③如服用后发生过敏或其他异常现象时，可以正确告诉医师是何种药物所导致，以避免再次开同类药物。

④最主要的是，患者了解自己服用药物的通用名，可以避免因一药多名引起重复使用同一种药物而导致用药过量。

5 包装说明书上的批准文号是什么意思？

批准文号，是指国家批准药物生产企业生产药物的文号，是最直接、最简单地从外观即能判断药物合法性的标志之一。批准文号格式是：国药准字＋拼音字母＋8 位数字。其中“药”字代表药物，这是最基本的性质（与保健食品和医疗器械的区别），“准”字代表国家批准生产的药物；字母是指药物类型的汉语拼音，包括 H、Z、S、T、J，分别代表药物的不同类别：H 代表化学药物、Z 代表中成药、S 代表生物制品、T 代表体外化学诊断试剂、J 代表进口分包装药物；8 位数字的第 1、第 2 位代表原批准文号的来源，其中 10 代表原卫生部批准的药物，19、20 代表国家药物监管部门批准的药物，其他的为地区区号；8 位数字中的第 3、第 4 位代表换发批准文号之年的公元年号的后两位数字，但来源于卫生部和国家药物监管部门的批准文号仍使用原文号年号的后两位数字；第 5、第 6、第 7、第 8

位为批准文号的顺序号。例如，北京某药厂生产的“盐酸贝那普利片(洛汀新®)”的批准文号是：国药准字 H20000292。其中 H 代表化学药物，20 代表国家药物监管部门批准的药物，00 代表 2000 年批准，0292 是顺序号。而北京某药厂生产的“复方利血平氨苯蝶啶片”的国药准字 H11022335，则 H 代表化学药物、11 代表北京、02 代表 2002 年批准、2335 代表顺序号。

6 药物的产品批号有什么意义?

生产单位在药物生产过程中，将同一次投料、同一次生产工艺所生产的药物用一个批号来表示。批号是用于识别某一批产品的一组数字或数字加字母。

有的批号可能与生产日期有关，但要特别注意这组数字与该产品的生产日期并不一定有直接联系，如某产品批号可标示为 100202、20031245、200507AD 等形式，从批号上不能确定生产日期；不同的生产厂家所标示的批号位数也有所差别；还有另一种批号表示法，如抗生素批号为“51-0799-15”，即 51 为品种代号，是指注射用盐酸四环素，“07”为 7 月，“99”为 1999，“15”为第 15 批。

7 药物有效期有什么意义？如何判定药物是否过期?

药物的有效期是指药物在规定的储存条件下，保证质量的最长使用期限，故又称为保质期；因其是药物有效成分降至 90%时的时间，又称失效期。药物有效期表示方法是有效期至某年某月，国家食品药物监督管理局规定有效期应以月为单位表述。有效期的计算是从生产日期开始的，如某种药物的生产日期是：20040213，有效期是 36 个月，那么有效期的合法标示就是 20070212 或 2007 年 1 月。

必须强调的是，药物的实际有效期并不一定与所标的完全符[illegible]它与存放条件密切相关，有些需要在低温、避光、密封和防潮[illegible]物，若不按其适宜的条件保存，如温度过高、湿度过[illegible]即使在规定的有效期内，也同样会使药物提前失效；拆封后的药物有效期也一般会缩短。

药物超过有效期或达到失效期后则为过期失效。超过这个期限，绝对禁止继续销售、使用，否则按劣药查处。因此，服药前，一定要知道所用的药物是否过期。如何判定药物是否过了有效期呢？

(1)查看有效期或批号：可根据生产日期或批号及有效期来判断药物是否过期。一般来说，药物都标明了有效期。

(2)有些不能通过标示来了解其有效期的药物(如散装的药板、袋药)，可从外观上发现：①药片变色，如白色药片变灰黄、灰黑、黯红或出现霉点、斑点。②冲剂、糖浆剂浑浊、变味，有的也发霉。③无有效日期的注射药失效，一般都会发黄或颜色加深，有的变混浊，有的长出絮状物。④糖衣片失效，往往出现爆裂、异色斑块或斑点、自溶、变黑、发霉。⑤软膏失效，多出现药膏水化现象，或变稀、变色、变气味，软管内气体充盈而管体鼓胀。⑥粉剂药物失效，一般有变色或潮湿、有霉味，注射用粉剂在溶解后可见颜色发黄。

对于那些虽有有效期，但因保存环境不相宜而提前过期变质的药，也可按上法鉴别。

8 药物如何贮藏？

药物贮藏对安全有效用药至关重要，既往曾有小孩偷服母亲床头柜里的避孕药、误将糖衣片当糖吃引发严重不良事故的报道。另外，药物保管不善，也会影响药效。要注意以下几点：

①要将药物放在幼儿拿不到的地方，严加保管，对于剩余的药量做到心中有数。

②潮湿、高温、透光会使药物变质，所以要注意防潮，将药物放在干燥通风的地方，还要避免日照。

③药瓶上应有明显的药名标签，剂量、浓度要准确，不要随意将药装入标有其他药名标签的瓶中，以免引起误服。

④凡过期或有变色、受潮、发霉、沉淀等现象的药物，要坚决清除掉，

不能再使用。

⑤口服药物一定要与其他如外用药、农药、杀虫药等分开放置。

9 药物说明书有什么意义?

药物说明书是药物生产销售部门介绍药物的特性、指导合理用药和普及医药知识的文书,是生产单位承担法律责任的重要依据,也是医生、药师指导患者选用这种药物的重要依据。国家规定药物说明书一定详细罗列已经研究确定的药物的副作用、不良反应和禁忌证等,这是药物正规的体现,是药物安全的体现。

有药物不良反应监测中心的一项调查显示,只有不到两成的中老年居民按照说明书用药。很显然,大部分人没有意识到药物说明书的重要性,这给安全用药带来了隐患。忽视服药的方法以及药物之间的相互作用,可能影响治疗效果,或给患者带来痛苦,甚至导致生命危险;大多数药物都或多或少有一些副作用(特别是长期、大量使用时,更容易引起副作用),如不了解药物的有害之处,不懂得预防,盲目滥用,必然造成严重后果。临床上因不看说明书而引起不合理用药的事件屡有发生,导致诸多药源性疾病的发生。

10 药物说明书的内容有哪些?

每种药物的说明书应包含以下内容:药物名称、成分(主要组成成分)、性状、适应证(或功能与主治)、规格(含量与重量)、用法与用量、不良反应、禁忌证、注意事项,孕妇和哺乳期妇女用药、儿童用药、老年患者用药,药物相互作用、药物过量、药理毒理、药代动力学,药物贮藏、包装、有效期、批准文号、执行标准、生产企业等。

不要小看了这薄薄的小纸片,它可是用药的重要依据。用药前患者或患者家属一定要查看的是药物适应证、禁忌证、用法用量、不良反应、注意事项、有效期等。

11 药物说明书中的成分含义是什么？

成分是指处方所含的药味、有效部位或有效成分等。根据规定为了公众健康利益的需要，便于用药者全面掌握药物特点，应列出处方中的全部成分。对于处方已列入国家秘密技术项目的品种，以及获得中药一级保护的品种，可不列此项。

12 药物说明书中的性状表示什么含义？

根据中国药典，按颜色、外形（片剂、胶囊剂、颗粒、液体、栓剂、软膏等）、气、味依次规范描述，便于从外观上鉴别药物质量。如果药物性状与说明书不相符，如白色片剂变黄、澄清液体变混浊，说明已变质而不可使用。

注意！性状中注明“肠溶片”、“缓释片”、“控释片”的药物是不可以压碎服用的。

13 药物说明书中的适应证有什么含义？

该项内容是说明书中最重要的内容之一。药物的适应证，是指该药适用于治疗的疾病或改善的症状，中成药的说明书中用“功能主治”表示。一种药物的适应证一定是经严格研究证实的，并由药物主管部门批准。增加药物新的适应证或者功能主治，须进行严格的临床研究，应当提供充分的试验、文献资料，最后报药物主管部门批准。然而，现在个别药物在做广告时擅自更改、扩大适应证，对此，患者不要盲目听信宣传，而要以国家药物管理部门批准的药物说明书所列适应证为准。

患者应对症用药，按照适应证选用药物，避免错服，切不可用于适应证之外疾病的治疗！对于中成药来说，应弄清说明书中的功能与主治，避免误服药物。例如，有些患者认为消栓胶囊与天丹通络胶囊都是治疗脑血栓形成的药，能相互替代使用。实际上，消栓胶囊与天丹通络胶囊在功效主治上有一定的差别。消栓胶囊补气活血，主要治疗中医辨证为气虚血瘀的脑血栓形成，尤其是后期的患者，患者常见半身不遂、疲倦乏力、舌淡黯；而天丹通络胶囊活血通络，更有息风化痰之效，主要用于脑血栓形成的早期而有风痰瘀血者，如有头痛头晕、喉中有痰、苔腻等。

14 药物的禁忌证有什么含义？

药物的禁忌证，与药物的适应证正相反，是不可应用本药的疾病或症状。主要是指：使用该药物可产生严重过敏反应；某些人群由于特殊年龄、性别、生理状态、疾病状态、伴随治疗、合并用药、中医证候或体质等，应用该药物具有明显的危害性；或出现不可接受的严重不良反应。以上情况下，用药的危险性明确地超出其可能的治疗价值。

禁忌证有绝对禁忌证和相对禁忌证，前者是绝对不能用药的，后者用药应慎重，避免可能的毒副作用。

15 什么是药物的不良反应？如何看待药物的不良反应？

药物的不良反应是指合格药物在正常用法用量下出现的与用药目的无关的或意外的有害反应。

俗话说“是药三分毒”，所有的药物都有好的作用和副作用，没有副作用的药物在现实中基本是不存在的。当然，药物是经过国家药物监管部门严格把关才上市的，一般情况下，出现说明书中标明的“不良反应”的概率非常低，药物的不良反应不是每个用药者都一定会出现的，它是药物生产厂家为了用药安全（当然，也有为了避免不必要的纠纷这一原因存在），即使是万分之一，甚至十万分之一的副作用也要告知患者。而事实上我们对很多药物的毒副作用还不清楚，反映在说明书上就是空白，注释都是“尚不明确”，这样的药用起来会很不放心，心里没底。药物真正的可怕不是现在已知的毒副作用，而是那些没被我们认识到的毒副作用。已知的我们可以防范，出现问题知道如何处理，对于未认识到的副作用，我们不知道它何时会发生，怎么样发生，发生后果什么样？可以说，某种药物的说明书中越是详细标明了不良反应，越是证明这种药物经过比较科学详尽的研究，相对“尚不明确”者是安全的。用药时大可不必因有不良反应就惧怕而不吃药，那样有可能会耽误病情。

因此，只要在医生或药师的指导下正确用药，就不必过分担心药物说明书上的不良反应。国家食品药物监督管理局发布的《药物不良反应信息通报》也指出：“被通报了不良反应的药物并不表明是不合格的药物，也不应与‘毒药’、‘假药’、‘劣药’、‘不能使用’相提并论。”

随着用药人数的增多、用药时间的延长，以前没有发现的不良反应会逐步显示出来，所以用药时出现药物说明书未介绍的不良反应时，也应停止用药或到医院就诊。

16 药物的注意事项有哪些内容？

注意事项多半是警语，该项很重要，应当仔细阅读。它告诉你：哪些疾病需慎用、禁用、忌用；与哪些药物合理配伍可增强疗效，有可能要在配伍时减量服用；服用该药与已经在用的药物是否有冲突，以免降低药物的效果和可能导致药量过量及配伍禁忌，从而避免与哪些药物合用；可否突然停药；长期用药可能会产生哪些情况；使用后是否要定期复查；是否会加重某些疾病如糖尿病的病情；严重肝、肾病患者应注意的事项等；同时还有注明药物服法的，如部分药物在饭前服用更好，而有的药物则在饭后服用更好。

由于孕妇、儿童、老年人的生理特性，与成年人用药有差异；药物之间的相互作用已成为评价药物疗效和安全性的重要因素，因此，孕妇和哺乳期妇女用药、儿童用药、老年患者用药、药物相互作用、药物过量等，在目前的中药、天然药物等“处方药说明书内容书写要求”中，被要求各自单独列出，已不在药物的注意事项中。

17 药物的“慎用”、“忌用”、“禁用”有什么含义？

（1）“慎用”是指该药可以谨慎使用，但必须密切观察患者用药情况，一旦出现不良反应立即停药。通常需要慎用的大多是指小儿、老人、孕妇以及心脏、肝脏、肾脏功能不好的患者。因为这些人体内药物代谢功能（包括解毒、排毒）较差，所以，机体对某些药物可能出现不良反应，故不要轻易使用。但慎用并不等于不能使用，当遇到慎用药物时，应当咨询医生。

（2）"忌用"是指不适宜使用或应避免使用该药。提醒某些患者，服用此类药物可能会出现明显的不良反应和不良后果。如血管紧张素转换酶抑制剂，扩张肾出球小动脉，双侧肾动脉狭窄应忌用，否则会导致急性肾衰竭。但有的忌用药物如病情急需，可在医生指导下选择药理作用类同、不良反应较小的药物代替，如果非使用该药不可，应联合使用其他对抗其副作用的药物，减少不良反应，尽量做到安全。在家庭用药时，凡遇到忌用药物最好不用。

（3）"禁用"是指禁止使用，指某些患者如使用该药会发生严重的不良反应或中毒。如心动过缓、心力衰竭的患者应禁用普萘洛尔；对此药过敏的病人就应禁用此药，否则将引起严重的过敏反应，甚至死亡。所以，凡属禁用的药物，绝不能抱侥幸心理贸然使用。

18 药物的用法用量有什么含义？

药物使用说明书中的用量准确地列出用药的剂量、计量方法、用药次数，应特别注意用药剂量与制剂规格的关系。用量一般以片、丸、支或克、毫克、微克、毫升等计量单位表达。说明书上的药物用量通常指成人剂量，儿童剂量则要根据年龄或体重计算。有些药物的剂量分为负荷量及维持量；或者用药时从小剂量开始逐渐增量，以便得到适合于患者的剂量；或者需要按一定的时间间隔用药者，应详细说明。部分疗程用药或规定用药期限者，必须注明疗程、期限和用法。

药物的用法具体可以包括以下几个方面：

（1）给药途径：如口服、外用、肌内注射等。

（2）给药方式：如开水冲服、开水泡服、含服等。

（3）给药时间：如饭前、饭后、睡前等。

(4)药引：如需要药引，应予以说明。

(5)给药前的药物处理：需要根据临床实际详细描述，尤其不太常用的方法、注射液、外用药及其他特殊制剂，如临床应用前的稀释、配制、分剂量等步骤和方法应详细说明。

给药途径、给药方式和给药前的药物处理方法可在一起表述，如舌下含服。

有些药物，其用法需要由医护人员甚至专科医师才能实施，应在说明书的该项中特别予以说明。

另外，同一药物不同的适应证、不同的年龄段其用法可能不完全一致，在用法项也需要注意分别说明。

19 为什么要按量服药？

有些人患病吃药时随随便便，有的认为多吃些药，病会好得快些，也有的认为多吃几次或少吃几次无所谓，其实这样做不但会影响药物的效果，而且还可能给人体带来损害。

药物的用量直接关系到血液中药物的浓度，而达到一定的浓度是药物发挥治疗作用的必要条件。剂量太小，达不到治疗目的；剂量太大，不一定能增加相应的药物疗效；相反，会加重药物的不良反应，甚至引起药物中毒，尤其是一些治疗剂量和中毒剂量较为接近的药物。

一般药物对用量都有明确要求，应严格遵守。有的从小剂量开始逐渐增量，有的需首次加倍，还有的则需按疗程用药。老人和孩子的用药剂量，有时按千克体重来计算。患者应严格按照说明书注明的方法用药。

所以用药一定要严格地遵照医嘱，要端正那种“多吃药，好得快”的不科学的想法，克服盲目地过量用药；或根据自己的判断随便增减药量或者停药。

20 为什么要遵守用药时间？

吃药的时间很重要，直接关系到疗效。因为，药物进入人体后，经过一系列过程，逐渐被排出体外，如不及时补充，血中药物浓度降低，药物治疗作用将随之减弱；但如果缩短用药间隔时间频繁给药，就相当于增加了用药剂量，会加重药物的不良反应，易造成药物中毒。每种药物的服药间隔时间是由药物学家根据实验测定出药物在人体内的代谢速率后规定的。1日2次，是指12小时1次；1日3次，则指的是每隔8小时1次服用。只有按时服药才能保证体内稳定的血药浓度(血液中药物的浓度)，达到治疗的效果。如果把2次或3次服药时间都安排在白天会造成白天血药浓度过高，而夜晚又达不到治疗浓度，从而给人体带来危险。

而饭前饭后服用药物，也是根据疾病、药效等情况而决定的，不可以自行调节，否则会出现副作用，引起呕吐、心慌等。所以一定要弄清各药服用的时间。

目前，有很多新的药物制剂，采用了缓释或控释的工艺，其药物释放速度和血液中的药物浓度都是经科学的方法精确设定的，一次用药后往往可以使药物的血药浓度维持12～24小时不等，一些长效制剂，维持时间可更长。例如降压药物硝苯地平缓释片，1日服药2次，应每隔12小时服1次药；硝苯地平控释片，作用时间达到24小时，每日只需服药1次。

另外，晚上临睡前不宜服用降压药，以防血压过低和心动过缓，导致脑血栓形成。1日2次的降压药物，可以分别选择早上7时和晚上7时，1日1次的降压药，可选择早上7时。

由此可见，药物的使用间隔时间不是随便确定的，而是有一定的科学依据，并且每种药物各不相同。因此，病人服药一定要遵医嘱或按说明书按时服用。

21 饭前服药、饭后服药的时间是如何界定的？

“饭前服药”，是指此药需要空腹时服用。空腹指的是上顿饭吃完2小时以后，到吃下顿饭的1小时之前这段时间。如果你刚吃进一堆零食，此时哪怕是在“饭前”，可不等于“空腹”。宜饭前服用的药物对胃多无大的刺激性，饭前胃空，服后可使药物保持有效浓度，并能充分吸收，迅速发挥作用。

“饭后服药”则是指饱腹(饭后半小时)时服药,也就是肚子里要有食物时服用。大部分药物可在饭后15～30分钟服用,这时胃中有食物,可减轻药物对胃的刺激性。

22 药理毒理、药代动力学有什么含义?

前者包括临床药理、体外实验、动物实验、致癌性、毒性作用等;后者是研究药物在体内吸收、分布、代谢和排泄的变化规律,这部分内容专业性较强,是供医师药师用药参考用的,一般患者很难理解,可不必过多钻研。如对这方面内容有疑问,可以咨询专业人士。

23 如何掌握正确的服药方法?

不同药物可有不同的服用方法,药物的服用方法是一个和药物副作用同样需要关注的重要问题。如果方式、时间不正确,与饮食的搭配不合理,不仅不利于药效的发挥,还可能导致各种意想不到的危险。

(1)糖衣片、肠溶衣的药物,不应将药片研碎或咬碎后再服下,也不能用水化开再吃。

这是因为:①很多药物本身带有不良味道,也有些药物本身容易挥发,吸潮或见日光后变色,甚至失效或产生有毒物质,为了避免这些不利情况发生,把药物包上糖衣,则有利于解决上述问题,便于服药和治疗。②当药物对胃部有较强的刺激性(可导致恶心、呕吐等),药物在食管、胃遇到胃酸容易破坏失效时,制成肠溶衣片,表面包裹着只能在人体肠道系统才能溶解材料的药,从而保护里面的药物经过食管、胃后到肠道时才溶化发生作用。

(2)胶囊和内装药粉是一个整体,不要将里面的粉末倒出来服用,而将外层的胶囊扔掉。这一层胶囊是为了保护里面的药粉经过食管、胃后到肠道时才溶化发生作用而配置的。如果没有外层胶囊的保护,药粉在食管或胃就溶化了,就达不到预期效果。

(3)严格按照说明书或者医嘱去做，该含服的含服，该嚼服的嚼服，千万不能觉得这是无关紧要的事情。

(4)有些药物属于塞剂，千万不可误食；其他如眼药水、耳滴剂、鼻喷剂、吸入剂、贴片等，各种剂型的使用方式都不同，因此使用前务必再次确认药物正确的使用方式，才能既安全又有效。

24 为什么要遵守医嘱用药？

药物外包装的标签或说明书上，多有遵医嘱或“请仔细阅读说明书并在医师指导下使用”的字样，顾名思义就是遵照医生的话去做。为什么要这样呢？这是因为：

(1)症状相同不一定病因相同，如同是头晕，可由高血压导致，也可能是降压过快过低导致，患者凭“经验”而用同样的药有可能产生相反的治疗效果。

(2)有的患者恨病吃药或畏惧药物的副作用，而随意加大或减少药物剂量，这与事无补反而有害，是非常错误的。剂量与疗效不一定成正比关系，且不少药物剂量增大，疗效不增加而毒性却明显增大。换句话说，不同剂量的药物产生的作用是不同的。一般地说，在一定范围内剂量愈大，药物在体内的浓度愈高，作用也就愈强，不良反应就愈多。

(3)同一药物，剂型不同，所用剂量不同。以口服片剂为例，就有普通片、缓释片、咀嚼片等。可为每日 3 次，或每日 1 次。

(4)同一药物治疗不同的疾病而剂量不同。例如阿司匹林，用于解热镇痛，一般 0.3～0.9 克/日；治疗风湿性关节炎，可用到 1.8～4 克/日；预防心肌梗死，0.05～0.1 克/日；预防脑梗塞，0.15～0.3 克/日。

(5)用药时间长短不同，疗效不同，不良反应也不同。另外，有些药物停止服用也必须遵医嘱，突然停药有可能出现反跳，甚至产生其他严重并发症。

(6)不同的人由于体质、病情不同，用药可能不同，剂量也可能不一样。身强力壮的人、体质较差者、妊娠期及哺乳期的妇女、老人、小儿，以及肝肾功能不好的患者必须区别对待。

因为药物作用的性质与剂量的大小有关，用量不一样，则作用和用途也不相同，如阿司匹林既是退热药、抗风湿药，又是预防血栓的抗凝药。如感冒发热时，仅在发热时服阿司匹林 0.3～0.6 克；抗风湿则剂量要加大至每次 0.6 克，每天 3 次；而用于预防血栓形成每次 0.1 克，每天 1 次。

再例如硝苯地平用于降血压，常规用量是 1 天 3 次，每次 1～2 片。当医生开完处方后，会嘱咐患者在血压突然增高时可取心痛定 1 片嚼碎含于舌下，有速降血压的作用。

(7)药物之间可有相互作用，当一个患者同时服用几种需要通过同一途径代谢的药物时，会发生通道竞争，结果可能导致药物积蓄，毒副作用和药物间的相互作用随之增加。

这些问题，都需要了解病情、知道药物作用的专业人员即医师来解决，故用药一定要遵守医嘱。

25 医嘱与药物说明书出现矛盾，怎么办？

有的患者会在临床中遇到医生交代的服药方法、用药剂量或治疗的病症等与药物的说明书不一致的情况，这是怎么回事？

因为每个人的身体状况与病情不同，说明书上的统一标准不见得适用于每个人。此外，大多数药物的说明书是按单独服用标明剂量的，但若与别的药物合用时，按原剂量可能增加副作用；由于每个人的体质、病情以及对药物的敏感程度不同，用药的量也不可能相同，医生根据其具体情况或加大或减少用量，如抗生素、降血糖、降血压等药物就有一些特殊用法，需要遵医嘱服用。所以，医嘱与说明书有可能会出现不一致的现象，但一般出现的频率不高。但当医嘱与说明书出现不一致，怎么办呢？

我国《处方管理办法》规定，医生在特殊情况下有超说明书规定使用药物的权力，但是必须有充分的依据，并且医生要通过再次签名来表示对其负责。因此，当遇到医嘱与说明书不一致的情况时，一定将自己的疑虑向医生说明，与医生沟通后再决定。

26 多药同服时要注意什么?

脑血管病等慢性病患者,可以是多病同存;也可能单用一种药物不能控制病情,而多药同服。两种或两种以上药物同时应用(含不同途径的用药)所产生的效应,包括药效增强或不良反应减轻,也可使药效减弱或出现不良反应,甚至中毒反应。药物之间的相互作用也是评价药物疗效和安全性的重要因素,为此,国家要求生产厂家在药物说明中尽量把"相互作用"注明。药物的代谢途径与药物间的相互作用密切相关,当一个患者同时服用几种需要通过同一途径代谢的药物时,会发生通道竞争,结果可能导致药物积蓄,毒副作用和药物间的相互作用随之增加。如果药物说明书里没有标明不能同时服用哪些药,应尽量按照医生或药师的指导服用,以免增加药毒性,产生不良的后果。

临床医师在开处方或药师在卖药的时候,部分医师或药师可能会忘记询问患者正在服用哪些药物。所以,当遇到数药同用的时候,一定要怀疑即将服用的几种药物有可能产生不良相互作用,而要主动向医师或药师咨询,但切记不可自行随意停药或换药。

多科就诊,几种药同时服用,也一定要主动向各科的医生说明正在服药的详细状况,避免意外情况发生。

27 为什么老年人服药时要时刻注意不良反应?

老年人的内脏结构和功能逐渐出现变性和衰退,机体的各种组织和器官的正常功能越来越差、抗病能力下降、发病和需要服药的机会增多。同时老年人的体质与青壮年不同,药物在体内的吸收、转运、代谢、排泄受到影响,对药物的适应能力自然也每况愈下,据统计,老年人对各种药物的不良反应一般要比青壮年高 2~3 倍,服药必须特别慎重。不少老年人常同时患有多系统疾病,发病多,症状必然也多,平时服药种类常较一般人又多又复杂,应用不当常引起药物的不良反应,甚至出现中毒现象。因此,老年人在用药过程中,特别是长期服用某一种药物,要注意观察是否出现了与原来疾病关系不大的症状。一旦出现，就应该先考虑可能是药物引起的反应，要及时报告医生，必要时停药或换药。另外，对所服用的药物，要注意了解其性能、有什么副作用和毒性，以便在服药过程中观察其不良反应是否出现。有些药物在使用过程中，还要请医生定期做血液、尿液方面的化验检查，以便及时发现药物对人体的影响。

28 如何避免老年人忘服或重复服用药物？

很多老年人同时患有多种疾病，例如脑血管病合并有高血压、糖尿病等，因此，每天都要吃很多种药。但由于上了年纪，记性不好，尤其是近期记忆力下降突出，往往吃了上顿忘了下顿，或者吃了这种药忘了那种药，或是吃完药又忘了而重复用药。

为了避免重复服药或者忘记服药，建议患者与患者家属：

(1)在床头柜或家庭药箱边，放置一个记事本。在记事本上以时间顺序，早中晚饭前或饭后、睡眠前等，详细列出患者 24 小时内所需服用的药物。

(2)用医院摆药的小药盒，每次服药准备 1 个小药盒，1 天服药几次，就用几个小药盒叠加自制一种小药柜。在每一个药盒上，写上服药的时间(早饭前或早饭后等)、药名药量，每天晚上临睡前，将所服的药物按量摆在小药盒中，然后，将服药最早的药盒放在自制小药柜的最上方，以时间顺序排列好。每吃一次药，就把服完药的小药盒拿出放在一边，这样，吃没吃药、吃过几次就一目了然了。晚上临睡前再重复摆上药物。

需要提醒的是，有的老年人常常拿出药瓶就把药盒和说明书丢了，时间长了，没吃完的药也不知道过没过期，或者想要再次服用曾经吃的药时，却因想不起药名而无法购买。因此，不要忘记保存有用药记录的病历，或药物的外包装。

29 漏服药物怎么办？

现在，很多老年人常常多种疾病缠身，需要服用多种药物，漏服药的情况时有发生。漏服一次，某些情况下有可能影响不大，但有时则可能会影响疗效，导致疾病复发或加重。那么，发现漏服药物后，是应该立即补服，还是在下次服药时服双倍量呢？

实际上，对于大多数药物而言，发生漏服情况后，如果不是接近下一次服药时间，都可以马上按量补服药物，如果已接近下一次服药时间，就不必补服，只能少服一次，接着按原来方案服药。不要在下一次服药时加倍服药，以免造成严重后果。特别是那些安全剂量范围窄、毒副作用大的药物，可导致严重中毒；此外，还有些药物，加倍服用后药效也会成倍增加，药效过强而引发严重后果。例如降压药物和降糖药物，就会导致危险的低血压或低血糖。而对于 1 日 1 次的口服药物，如果早上忘记服药，在一天中的任何时间补服都可以。

30 服药时有什么注意事项？

(1)服药前洗净双手，准备好温开水，将药物放入口内，然后含水送下。注意不要干吞药片、药丸，因为药物的有效成分必须溶解于水中才能被肠壁吸收入血液，循环全身而发挥疗效。如果干吞药片，则不易被吸收；另外，也有药物留滞于咽喉、食管或刮破食管的可能。

(2)不能用其他饮料代替开水服药，如茶水、汽水、果汁、啤酒、可口可乐等。因上述饮料的理化性质对药物的有效成分，有可能起着破坏或干扰作用。

(3)一般应站立位服药，卧床患者不能站立时也应将上身直立，便于吞咽药物。站立位(或上身直立)服药，因食管呈垂直状态，利于药物迅速进入胃内发生作用。如果卧位服药，则药物在食管内滞留时间较长，甚至可达 1～3 分钟，不仅碍于迅速发挥药效；而且卧位服药，也可能呛入气管，导致意外情况发生。

31 服药期间为什么要重视饮食宜忌？

不是只有中药才讲究饮食禁忌，西药也一样。服药期间不合理地饮食会降低药效，严重的还可能危及生命。如降血压药、抗心绞痛药，服用期间忌喝西柚汁，忌吃含盐高的食品。因为西柚汁中的柚皮素可以影响肝脏中某些酶的作用，而这种酶恰与降血压和抗心绞痛药物的代谢有关。而食盐则会引起血压升高，降低降压药的疗效，同时加重心绞痛的程度。

用药期间忌饮酒。因为酒精进入人体后需要被氧化成乙醛，再进一步氧化成乙酸代谢掉。而有些药物会妨碍乙醛氧化成乙酸，导致体内乙醛蓄积，加重头痛症状。同时，酒精还易让人昏昏欲睡，会与这类药物中大都含有的巴比妥成分的药效重叠。酒精及含酒精饮料能增加阿司匹林、安定、扑尔敏、消炎痛、布洛芬等的毒副作用。

32 中成药也有副作用吗?

中成药的使用，在我国已有几千年历史，由于其疗效确切，使用方便，深得广大患者欢迎。有不少人受“中成药无副作用，比西药安全，有病治病，无病健身”这种错误观点的影响，不适当地应用和滥用中成药，以致达不到应有的疗效，不仅造成中成药大量浪费，而且严重影响了中成药的声誉。

其实，中成药同样也有不用程度的毒副作用，使用不当，同样会发生不良后果。特别是一些中成药服用时间过长、服用剂量过大，副作用就更明显。这是因为：

(1)有些药本身有毒，如植物类的生半夏、生南星、巴豆，动物类的蟾蜍、斑蝥，矿物类的砒霜、水银等，其毒性大小取决于用量。

(2)一种中成药含许多种中草药成分，而每种中草药又含许多种化学物质，每一种都有毒副作用。

(3)中药是许多种还没有十分明确的药物成分组成的，各种成分的毒副作用不可预知。

(4)我国有部分药厂的中药制剂的生产工艺技术落后，不能有效地去除中药中的杂质，生产过程还有可能增加一些杂质。

(5)药物的质量和用药方法问题。中药质量受产地、生长环境、采药时间、炮制加工的影响很大，而现行的质量标准尚不能有效地进行统一。再者从用量来看，西药多经过科学研究，其有效量、最大耐受量、最小致死量、安全范围等参数都比较清楚，而中药却受到“有病治病，无病强身”的误导，长期服药、超剂量服药较为普遍。中医讲究用药因人而异，“整体调理，辨证施治”，剂量临诊掌握，这就给中药用法用量的规范化带来了很大困难。此外，中药的配伍禁忌、饮食禁忌也同样是出现不良反应的原因。

因此，患者服用广告中宣传的各类中成药应采取慎重态度，不能自作主张，自行服用。

第二章

脑血管病简介

33 什么是脑血管病?

脑血管病(cerebrovascular disease,CVD)是指由于各种脑血管病变所引起的脑部神经功能障碍,是更为广泛的概念,包括急性和慢性CVD,以及其他特殊的CVD。它是影响人类健康长寿最危险的疾病之一,在我国因脑血管病死亡的人数高于心血管疾病和癌症,在致死疾病中居第1位。脑血管病,中医称之为“中风”,是由于这个病来势较快,病势险恶,变化多端,犹如自然界的风一样“善行多变”;也有些医生称之为“卒中”,即发生突然的意思,其中的“卒”即突然的意思,“中”则为得中;而脑血管突然得病,是一意外之事,所以又叫“脑血管意外”。“中风”、“卒中”、“脑血管意外”是脑血管病的不同称呼。

34 临床都有哪些脑血管病?

脑血管病按病理性质可分为缺血性和出血性两大类,前者有短暂性脑缺血发作、腔隙性脑梗塞、脑血栓形成和脑栓塞;后者有高血压动脉硬化性脑出血和蛛网膜下腔出血。

脑血管病按其进程,可分为急性脑血管病(中风)和慢性脑血管病两种,急性脑血管病包括短暂性脑缺血发作、脑血栓形成、脑栓塞、高血压脑病、脑出血和蛛网膜下腔出血等;慢性脑血管病包括脑动脉硬化、脑血管病性痴呆、脑动脉盗血综合征、帕金森病等。

脑动脉硬化是指脑部动脉血管弥漫性粥样硬化、管腔狭窄及小血管闭塞致使脑部血供减少所引起的一系列病理变化。脑动脉硬化是脑血管意外的主要病因。

脑血管疾病还包括脑外伤、脑手术后遗症等脑损伤性疾病。

35 脑血管病有哪些临床表现?

脑血管病变,根据病变部位有不同的临床表现,如大脑半球的病变表现对侧面瘫、舌瘫、肢体偏瘫及偏盲;小脑病变主要表现剧烈眩晕、站立不稳、眼球震颤等;脑干病变表现较复杂,如交叉性瘫痪,病灶同侧口角歪斜、伸舌偏斜,对侧肢体偏瘫、感觉减退。

脑动脉硬化的早期表现有:头晕头痛。头晕头痛多在前额部和枕部(即后脑勺),性质多为钝痛。有的患者感觉走路不稳,如基底部的动脉硬化时可有眩晕、眼球震颤、恶心、面部肌肉麻痹感,有的合并有吞咽困难。还有的有记忆力减退,感到工作学习吃力。这往往是颅内动脉硬化的最早表现,提示大脑供血不足,影响了正常的脑力工作。

36 脑血管病有哪些危害?

脑血管病是中、老年人的常见病、多发病,危害很多,其死亡率居全球死因顺疗的前 3 位。致残率很高,据统计 3/4 幸免死亡而存活的脑血管病患者,有不同程度的丧失劳动能力的后遗症。

37 脑血管病有哪些危险因素?

脑血管病的危险因素可分为两部分:

一是不可干预因素,如年龄、性别、种族和家族遗传性。随着年龄的增长,脑卒中的危险性持续增加;男性高于女性。父母双方直系亲属发生卒中或心脏病时小于60岁即为有家族史，父系和母系卒中史均与卒中风险增高有关。不同种族的卒中发病率不同，非洲裔大于亚洲裔或西班牙裔大于白人。

二是可干预的因素，包括高血压、心脏病、糖尿病、高脂血症、肥胖、吸烟、嗜酒、颈动脉狭窄等。要预防脑血管病，首先要控制导致脑血管病的可干预危险因素。

38 高血压与脑血管病有什么关系？

高血压被公认为是脑血管病（包括出血性和缺血性脑血管病）最重要的危险因素，有资料表明，脑出血患者有93%患有高血压，脑血栓形成患者也有86%有高血压病史。血压的水平与脑血管病危险性的增加呈线性关系。而早期治疗高血压可以明显降低脑血管病的发病率和死亡率。因此，对于35岁以上的人来说，应定期体检了解是否有高血压，对收缩压≥140mmHg和舒张压≥90mmHg者必须进行规范治疗。

39 高血压的治疗目标是什么？

高血压的治疗目的是提高控制率，以减少脑卒中等合并症的发生。患者收缩压与舒张压的达标同等重要，且重点应放在收缩压的达标上。当血压水平＜140/90mmHg时可明显减少脑卒中的发生。有糖尿病和肾病的高血压患者，降压目标应更低一些，以＜130/80mmHg为宜。

对于早期或轻症患者首先采用改变生活方式治疗，3个月效果仍不佳者应加用抗高血压药物治疗以达标。

40 心脏病与脑血管病有什么关系？

各种类型的心脏病都与脑卒中密切相关。心脑血管是一个体系，当心脏功能减弱时，由于心脏输出量和循环血量减少，脑部的血液也相应减少。而且，各种心脏病，包括风湿性、高血压性、冠状动脉硬化性心脏病及亚急性细菌性心内膜炎等，均是脑栓塞的主要原因之一。因此，积极治疗各种心脏病，也是预防和治疗脑血管病的重要措施。

41 糖尿病与脑血管病有什么关系？

糖尿病是脑血管病的重要危险因素。据统计，约有10%～30%脑血管病患者患有糖尿病，糖尿病患者患缺血性脑血管病的发病率是一般人的2.8倍。脑血管病已成为糖尿病患者死亡的主要原因，死亡率高达12%～28%。糖尿病引起糖、脂肪和蛋白质代谢紊乱，不但可使血糖增高，而且还会使葡萄糖转化为脂肪。其脂肪过度氧化，分解为甘油三酯和游离脂肪酸，特别是胆固醇增多更为显著，形成高脂血症，加速了糖尿病患者的动脉硬化，可使体内大中小血管硬化、狭窄，从而致使缺血性脑血管病(脑梗死)发生。而且，糖尿病患者的血液流变学异常，血液黏度增高，也是一个重要因素。糖尿病患者血浆脂蛋白浓度增加，血脂增高，红细胞异常，血小板黏附性及聚集性增强，加上多尿引起人体内脱水等，均可造成血液黏度增高，使微血管内血流不畅或栓塞。此外，糖尿病患者激素调节功能异常，生长激素增多，使血小板聚集黏附性增强，胰高血糖素增多，纤维蛋白原增加，血液黏度增高，血流缓慢，这些均易导致脑血栓形成。

42 高脂血症与脑血管病有什么关系？

高脂血症与脑血管病的发病密切相关。血脂中引起动脉硬化的主要是低密度脂蛋白。这类脂蛋白像河塘里的淤泥，进入血管沉积在血管壁上，形成动脉粥样硬化斑块，使血管狭窄或堵塞。

43 肥胖与脑血管病有什么关系?

一个人的体重超过标准体重的20%称为肥胖。计算标准体重有一个简单的公式,就是标准体重(千克,kg)等于身高(厘米,cm)减去105,如一个人的身高为160cm,他的标准体重为160－105＝55kg。肥胖可分为轻度肥胖、中度肥胖和重度肥胖3种。体重超过标准体重的25%～34%为轻度,超过标准体重的35%～49%为中度,超过标准体重59%以上者为重度。

许多资料表明,肥胖者发生脑血管病的机会比一般人高出40%,突然死亡率是一般人的1.86倍。为什么肥胖容易发生脑血管病呢?主要是因为肥胖者多伴有内分泌紊乱,血中胆固醇、甘油三酯含量增高,高密度脂蛋白降低,容易发生动脉硬化。此外,肥胖者又易发生糖尿病、冠心病和高血压等疾病,这些都是脑血管病的危险因素。

44 吸烟与脑血管病有什么关系?

吸烟是脑血管病的独立危险因素。流行病学研究显示,吸烟或长期被动吸烟者比不吸烟者的脑血管病发病率高,且每日吸烟量和吸烟持续时间长短也与脑血管病发病率成正比。这是因为烟能加速动脉硬化、升高纤维蛋白原水平、促使血小板聚集、降低高密度脂蛋白水平等。

45 酗酒与脑血管病有什么关系?

酒精可能通过多种机制导致卒中增加,包括升高血压,导致高凝状态、心律失常,降低脑血流量等。人群研究证据已经显示,酒精摄入量对于出血性卒中有直接的剂量相关性。但对于缺血性卒中的相关性目前仍然有争议。长期大量饮酒和急性酒精中毒是导致青年人脑梗死的危险因素。同样在老年人中大量饮酒也是缺血性卒中的危险因素。

46 颈动脉狭窄与脑血管病有什么关系？

颈动脉狭窄，可导致同侧脑血管供血不足，同侧发生卒中的发病率明显增加。

对无症状性颈动脉狭窄患者一般不推荐手术治疗或血管内介入治疗，首选阿司匹林等抗血小板药或他汀类药物治疗。对于重度颈动脉狭窄(＞70%)的患者，在有条件的地方可以考虑行颈动脉内膜切除术或血管内介入治疗术(但术前必须根据患者和患者家属的意愿、有无其他合并症以及患者的身体状况等进行全面的分析讨论后确定)。

47 为什么天气寒冷会导致脑血管病多发？

气候的变化是诱发脑血管病不可忽视的因素，据调查，约有一半以上的脑血管病患者，发生在秋末冬初气候骤变的时候。天气寒冷容易导致人体全身血管收缩、血压升高，部分患有高血压、动脉硬化、糖尿病、脑动脉瘤、脑血管畸形等疾病患者，容易发生颅脑内血管破裂，引起脑出血、蛛网膜下腔出血。而血管收缩，还可引起脑供血不足，如果超过脑血流的代偿能力，就会引起脑缺血或梗死。

48 如何改善行为危险因素以预防脑血管病？

除了药物治疗外，提倡健康的生活方式对预防脑血管病非常重要，也是治疗脑血管病必不可少的组成部分。改善行为危险因素(治疗性生活方式改变)，对防治高血压、糖尿病、血脂异常等也有重要的作用。具体的行为方式(非药物措施)有：

(1)减重：肥胖者通过减少进食的热量保持膳食平衡，增加运动，控制体重指数[体重÷(身高 cm)^2]＜28，力争保持在 20～24；或腰/臀围比＜1，体重波动范围在 10%以内。

(2)膳食限盐：每人每日平均食盐量降至 6 克以下。

(3)减少膳食脂肪，保持膳食平衡：总脂肪<总热量的30%，饱和脂肪<10%，增加新鲜蔬菜每日400～500克，水果100克，肉类50～100克，鱼虾类50克，蛋类每周3～4个，奶类每日250克，每日食油20～25克，少吃糖类和甜食。

(4)保持适当、规律的体力运动：成年人每周至少进行3～4次适度的体育锻炼活动，每次有氧活动的时间不少于30分钟(如快走、慢跑、骑自行车或其他有氧代谢运动等，以微微出汗或心率加快为度)。如运动后感觉自我良好，且保持理想体重，则表明运动量和运动方式合适。

(5)保持乐观心态和提高应激能力：通过宣教和咨询，提高人群自我防病能力。提倡选择适合个体的体育、绘画等文化活动，增加老年人社交机会，提高生活质量。

(6)戒烟：如患者吸烟，应强烈建议不吸烟；不吸烟者应注意避免被动吸烟。

(7)限酒：嗜酒者男性每日饮酒精<20～30克，女性<15～20克，孕妇不饮酒。

对不饮酒者不提倡用少量饮酒来预防心脑血管病。

49 患脑血管病后治疗的目的是什么？

脑卒中后继续治疗主要是因为脑卒中的复发相当普遍，卒中复发导致患者已有的神经功能障碍加重，并使死亡率明显增加。故在卒中发病后还是很有必要继续治疗，以预防或降低再次发生卒中的危险，减轻残疾程度。针对发生过一次或多次脑血管意外的患者，通过寻找意外事件发生的原因，治疗可逆性病因，纠正所有可干预的危险因素，这一点在中青年(<50岁)患者中显得尤为重要。

50 常用治疗脑血管病的口服药物有几类？

(1)抗血小板聚集药：阿司匹林、双嘧达莫、氯吡格雷等。

(2)抗凝药物：口服有华法林钠片。

(3)降纤治疗:口服药物有蚓激酶肠溶胶囊或片等。

(4)溶栓治疗:多为注射剂。

(5)神经保护剂:常用的有脑复康、钙通道阻滞剂如氟桂利嗪等。

(6)扩血管药。

(7)调脂、降压、降糖等治疗合并症的药物。

(8)中药制剂:如银杏叶制剂、三七制剂等。

第三章

抗血小板聚集药

51 抗血小板聚集药有什么作用?

血栓性疾病(心梗、脑梗等)是人类健康的主要威胁,动脉粥样硬化血栓病是当今世界的首位死亡原因。由于动脉粥样硬化,导致血管内皮受到损伤或异常,激活血小板表面上的许多膜受体,血小板与暴露的血管内皮下成分发生黏附反应,血小板相互聚集。聚集后血小板释放 ADP 使更多的血小板发生更致密的聚集,形成牢固不能解聚的团块——血栓。抗血小板聚集是通过药物抑制血小板活化,从而阻止血小板黏附、聚集和释放而起到预防血栓的形成,减少缺血性卒中事件的发生。可用于治疗脑动脉硬化、短暂性脑缺血发作、脑梗死,更常用于脑血管疾病的预防。预防是脑血管病防治的关键问题,等发生了脑梗死后再去解决问题,只能是亡羊补牢。预防要求达到“无血栓、无事件”的目的。

52 抗血小板聚集药有哪几类?

根据药物的作用部位、途径,可将抗血小板聚集剂分为 4 类:

(1)环氧化酶抑制剂(血栓素 A_2 抑制剂、水杨酸类):常用的药物是阿司匹林片。

(2)磷酸二酯酶抑制剂:如西洛他唑(培达)、双嘧达莫(潘生丁)等。

西洛他唑(培达)抑制血小板及血管平滑肌磷酸二酯酶(AC)活性,增高血小板及平滑肌内 CAMP 浓度，比阿司匹林、噻氯匹啶更强力抑制血小板，并对血小板聚集块有解离作用，是周围血管病首选的药物。临床主要用于治疗慢性动脉闭塞性溃疡、疼痛及冷感等局部性疾病，用于间歇性跛行患者（无心功能不全），可以改善症状、提高行走距离。

口服常规剂量双嘧达莫（潘生丁）能增加稳定性心绞痛患者运动诱导的心肌梗死发生率。因此，目前局限于有卒中病史且无冠心病的患者使用，不推荐冠心病患者单独使用双嘧达莫。

（3）ADP 受体拮抗剂（噻吩吡啶类）：如氯吡格雷（波立维、泰嘉）、噻氯匹定（抵克力得、力抗栓、齐洛）等。

噻氯匹定和氯吡格雷均可抑制 ADP 介导的血小板聚集并能延长出血时间。尽管研究证实了两药抗血小板聚集作用的效果和心脏事件发生率相似，但噻氯匹定起效慢，胃肠道副作用、骨髓毒性（中性粒细胞和血小板减少）等副作用大，患者的耐受性差，目前已被氯吡格雷取代，国际上已基本不使用该药。

（4）血小板糖蛋白Ⅱb/Ⅲa 拮抗剂（GP Ⅱb/Ⅲa 受体拮抗剂）如单克隆抗体阿昔单抗（abciximab），中文别名“抗血小板凝聚单克隆抗体”，肽类抑制剂埃替非巴肽（eptifibatide）以及非肽类抑制剂替罗非班（tirofiban）等。此类药物多系注射用，不适宜居家用药。

阿司匹林

53 阿司匹林有什么作用？

“阿司匹林”这个名字是从英文 Aspirin 音译过来的，最早是由德国拜耳公司发明并于 1899 年正式应用于临床，问世至今已有百年的历史了。阿司匹林至今仍是世界上应用最广泛的解热、镇痛和抗炎药，通常主要用于治疗头痛、感冒发热、肌肉痛、神经痛、风湿热以及类风湿关节炎等疾病。

近年来，从长期的研究和实践中得知，小剂量阿司匹林可以抑制血液中的血小板聚集，使出血时间延长，从而有效防止血液凝固、血栓形成，预防和减缓动脉粥样硬化的发生和发展进程。鉴于阿司匹林的这种作用，用它来防止脑梗死的效果日益受到重视。大多数脑梗死患者的血液黏稠度都比较高，如果高黏度的血液在脑动脉内凝集成血栓，堵塞了脑动脉就是脑梗死，脑血管病患者应用阿司匹林可预防中风的再发生。

54 什么情况的脑血管病患者适宜服用阿司匹林？

脑血管病患者使用阿司匹林主要为了防治动脉硬化、短暂性脑缺血发作，以及脑梗死后的预防再发，在患者有脑动脉粥样硬化的症状如经常犯困、记忆力减退、头晕、头痛等；老年人出现短暂性脑缺血的症状；患者有了一次脑梗塞病史，要及时给予阿司匹林口服治疗。

一般来说缺血性脑血管病在发病后即可给予阿司匹林治疗；脑出血患者在血肿吸收后也可以给予少量阿司匹林预防动脉粥样硬化，但一定要定期检测凝血功能，预防导致再出血。

研究证明，缺血性卒中初次发作后早期应用阿司匹林能够显著降低卒中再发的风险。

55 阿司匹林有哪些剂型？

阿司匹林有普通阿司匹林片、阿司匹林肠溶片、阿司匹林肠溶胶囊、阿司匹林肠溶微粒、阿司匹林泡腾片、阿司匹林栓剂、阿司匹林散剂等剂型。

剂量不同，阿司匹林的作用也会有不同：小剂量阿司匹林（75～300毫克/日）具有抗血小板聚集作用，可用于防止冠脉和脑血管血栓性病变（例如心肌梗死和缺血性脑中风）以及其他术后（外周血管介入治疗、心律失常射频消融等）的血栓形成；中等剂量阿司匹林（500 毫克/天～3 克/天）具有解热镇痛作用，常用于治疗感冒引起的发热、头痛、牙痛、神经痛、肌肉痛、月经痛；大剂量阿司匹林（超过 4 克/天）具有消炎及抗风湿作用，则用于治疗急性风湿热、风湿性关节炎和类风湿关节炎。

普通阿司匹林片、阿司匹林泡腾片、阿司匹林栓剂、阿司匹林散剂等的剂量较大,多每片 0.5 克,是用于发热退烧及缓解疼痛的。

用于脑血管病的阿司匹林剂型有阿司匹林肠溶片、阿司匹林肠溶胶囊、阿司匹林肠溶微粒等,其规格有每片(粒)25 毫克、50 毫克、75 毫克、100 毫克、300 毫克等。

56 服用阿司匹林的最佳剂型是哪种?

最佳剂型是肠溶型阿司匹林。此剂型的阿司匹林一般在胃内不溶解,在小肠内释放,可以减少阿司匹林的胃肠道不良反应。

一般说来,每片 100 毫克的阿司匹林肠溶片,服用时 1 日 1 次,1 次 1 片,最能增加患者的依从性。

57 服用阿司匹林的最佳时间是什么?

部分专家或医院临床推荐夜间(睡前服)用阿司匹林可能疗效较好,理由是:

(1)脑血栓形成的高发时段多在凌晨,肠溶阿司匹林服用后需 3~4 小时才能发挥作用,如果上午 8 点服药,等到完全起效时可能已经错过了当天疾病的高发时段。

(2)晚上人体活动少,血液相对比较黏稠。

(3)有研究提示小剂量阿司匹林睡前服用具有极轻微的降压作用,对伴有高血压的脑血管病患者可能更合适一些。当然,该建议只是基于理论上的分析,并没有经过临床试验验证。

由于阿司匹林服用后抗血小板作用会持续较长时间,因此最重要的是坚持每天服用。

58 脑血管病患者服用阿司匹林的最佳剂量是多少?

阿司匹林持久性灭活 COX-1 活性,抑制血小板功能,无剂量相关作用，极低浓度即可迅速达到抑制作用。研究显示，阿司匹林在100毫克时抑制血小板聚集的作用最明显，随着剂量增加，血小板聚集并无明显减少，而不良反应却不断增多。

(1)75～150毫克/日的阿司匹林是脑血栓形成高危患者长期预防严重血管事件的最佳剂量——一级预防。

(2)不进行溶栓治疗的急性脑梗死患者，要求立即使用阿司匹林，剂量是100～300毫克/日。

(3)使用溶栓治疗的急性缺血性中风患者，应该在溶栓治疗24小时后使用阿司匹林，剂量为100～300毫克/日。除非有阿司匹林使用禁忌证，否则不能用其他抗血小板药物代替阿司匹林。

(4)脑血管病的二级预防，服用阿司匹林最佳的剂量是每天100(75～150)毫克。

59 服用阿司匹林多长时间才能停？

越来越多的研究表明，坚持服用阿司匹林的时间越长，生存率改善越显著；停用阿司匹林后，脑血管疾病的危险性迅速恢复至原来的高风险水平。故一般主张，需要使用阿司匹林的患者应长期使用。多数国内专家认为，除非有禁忌证，否则动脉粥样硬化的患者应该终身服用阿司匹林。

60 阿司匹林有哪些副作用（不良反应）？

阿司匹林的主要副作用是胃肠道刺激症状和出血，临床资料证实阿司匹林的副作用发生率呈剂量依赖性，并且和患者的基础疾病及合并用药有关。

(1)胃肠道反应：胃肠道反应是阿司匹林普通片最常见的不良反应，患者可有消化不良、恶心呕吐、胃肠道轻微出血，少部分患者出现大便潜血。阿司匹林肠溶片服用后，个别患者也可以有胃肠反应，其可能原因：患者虽然服用的是阿司匹林肠溶片，也有在胃中出现部分溶解，直接刺激胃黏膜的;也有的是在肠中快速崩解,激惹肠道引起。有胃肠道疾病的患者,应用阿司匹林肠溶片时也要注意。

(2)出血:长期应用者的凝血酶原合成减少,凝血时间延长,出血时间延长,增加出血性倾向。此不良反应,多见于胃肠道出血,也可见于皮下、颅内等部位出血。

所以老年人、血压不稳定、有出血倾向(血液病、肝病、尿毒症等)或存在消化性溃疡或幽门螺杆菌感染的患者,应用本药时应该小心谨慎,特别是同时服用其他药物,例如抗凝药、非类固醇类抗炎药、活血化瘀类中药的患者更应注意。应监测凝血指标。

(3)过敏反应:出现于0.2%的患者。表现为哮喘、荨麻疹、血管神经性水肿、休克。过敏反应多见于易感者,在服药后迅速出现呼吸困难、喘息,严重者甚至可以死亡,称为阿司匹林哮喘。有的是阿司匹林过敏、哮喘和鼻息肉三联征,往往与遗传和环境因素有关。对本药过敏者也可以对其他 NSAID 过敏,必须慎重。

(4)肝、肾毒性:肝功能酶谱升高、肾功能减退均可出现,但多为可逆性。有过引起肾乳头坏死的报道。

(5)小剂量的阿司匹林能减少尿酸的排泄,对易感者可引起痛风发作。

(6)误服过量或中毒表现:①轻度,即水杨酸反应(salicylism),表现为头痛、头晕、耳鸣、耳聋、恶心、呕吐、腹泻、嗜睡、精神紊乱、多汗、呼吸深快、烦渴、手足不自主运动(多见于老年人)及视力障碍等。②重度,可出现血尿、抽搐、幻觉、重症精神紊乱、呼吸困难及无名热等;儿童患者精神及呼吸障碍更明显;过量时实验室检查可有脑电图异常、酸碱平衡改变(呼吸性碱中毒及代谢性酸中毒)、低血糖或高血糖、酮尿、低钠血症、低钾血症及蛋白尿。

61 什么样的人群不能服用阿司匹林?

(1)对阿司匹林和含水杨酸的物质过敏,尤其是出现哮喘、神经血管性水肿或休克者,应禁用。

(2)胃及十二指肠溃疡的患者不宜使用。这类患者服用阿司匹林容易导致出血或穿孔;没有溃疡史者服用此药时,如果出现食欲不振、上腹部不适、疼痛、胃部烧灼感、黑便等症状,应随时看医生或停服此药。

(3)有出血倾向者应慎用。有严重肝损害、低凝血酶原血症、维生素K缺乏、血友病或血小板减少症患者应避免使用阿司匹林。少数患者长期服用小剂量阿司匹林后,可出现皮肤出血症状,表现为皮肤青紫或出血点,或牙龈出血、鼻出血,这在老年女性尤为常见。遇到这种情况,可及时停用阿司匹林,并去医院检查一下血小板数量和功能。

(4)手术前1周应停用。避免凝血功能障碍,造成出血不止。牙科、口腔科手术后7天内,如需服用阿司匹林,只能整片吞服,不可咬碎服。

(5)患哮喘、花粉性鼻炎、鼻息肉或慢性呼吸道感染(特别是过敏性症状)患者和对所有类型的止痛药、抗炎药和抗风湿药过敏者,在使用阿司匹林时可引起哮喘发作(即镇痛药不耐受/镇痛药诱发的哮喘)。前者慎用,后者禁用。

(6)痛风患者慎用阿司匹林(本品可影响排尿酸药的作用,小剂量时可能引起尿酸滞留)。

(7)高血压患者,长期服用有可能诱发脑出血。

(8)葡萄糖-6-磷酸脱氢酶缺陷者(阿司匹林肠溶片偶见引起溶血性贫血)慎用。

(9)孕妇、哺乳期妇女不宜服用。孕后3个月内服用可引起胎儿异常;孕期服用,可致分娩延期,并有较大出血危险,在分娩前2～3周应禁用。因可从乳汁中排出,故哺乳期妇女不宜服用。

(10)饮酒后不宜用。在饮酒前后不可服用阿司匹林,因酒精本身可损伤胃黏膜屏障,加重药物的毒副反应。同时,饮酒后会增加阿司匹林抗血小板作用,并延长出血时间,可导致胃出血。

62 服用阿司匹林还应注意哪些事项?

(1)长期用药应定期检查红细胞压积、肝功能及血清水杨酸含量。

(2)阿司匹林肠溶片不宜用作止痛剂。

(3)潮解后不宜用。阿司匹林遇潮分解成水杨酸与醋酸,服后可造成不良反应。

(4)服药时不要饮酒,饮酒可加重对胃黏膜的损害,导致胃出血。

(5)服药时不要喝茶,茶叶内的茶碱成分能抵消阿司匹林的作用。

(6)长期服用阿司匹林应在医生的指导下进行。

63 阿司匹林不宜和哪些药物同时服用?

(1)阿司匹林原则上不应该与抗凝血药及溶栓药同用。与任何可引起低凝血酶原血症、血小板减少、血小板聚集功能降低或胃肠道溃疡出血的药物同用时使用,可有加重凝血障碍及引起出血的危险。与抗凝药(双香豆素、肝素等)、溶栓药(链激酶、尿激酶)同时使用,可增加出血的危险。

(2)阿司匹林不应该与氯化胺、维生素 C、维生素 B_1 合用,以上药物均可加重对胃黏膜的刺激,而且使毒性增加。阿司匹林能减少维生素 C 在肠内的吸收,且可促使其排泄,致使疗效降低。维生素 B_1 能促进阿司匹林分解,均不宜合用。

(3)与其他非甾体抗炎镇痛药(消炎痛、炎痛静、布洛芬等)同用时疗效并不加强,因为阿司匹林肠溶片可以降低其他非甾体抗炎药的生物利用度。再则胃肠道副作用(包括溃疡和出血)却增加;此外,由于对血小板聚集的抑制作用加强,还可增加其他部位出血的危险。

阿司匹林肠溶片与对乙酰氨基酚长期大量同用有引起肾脏病变包括肾乳头坏死、肾癌或膀胱癌的可能。

(4)尿碱化药(碳酸氢钠等)、抗酸药(长期大量应用)可增加阿司匹林肠溶片自尿中排泄,使血药浓度下降。但当阿司匹林肠溶片血药浓度已达稳定状态而停用碱性药物,又可使阿司匹林肠溶片血药浓度升高到毒性水平。碳酸酐酶抑制药可使尿液碱化,但可引起代谢性酸中毒,不仅使血药浓度降低,而且使阿司匹林肠溶片透入脑组织中的量增多,从而增加毒性反应。

(5)尿酸化药可减低阿司匹林肠溶片的排泄，使其血药浓度升高。阿司匹林肠溶片血药浓度已达稳定状态的患者加用尿酸化药后可能导致阿司匹林肠溶片血药浓度升高，毒性反应增加。

(6)阿司匹林肠溶片不宜与糖皮质激素长期同用，尤其是大量应用时，有增加胃肠溃疡和出血的危险性。糖皮质激素可增加水杨酸盐的排泄，同用时为了维持阿司匹林肠溶片的血药浓度，必要时应增加阿司匹林肠溶片的剂量。

(7)胰岛素降糖效果可因与阿司匹林肠溶片同用而加强和加速。

(8)苯乙双胍(降糖灵)、格列本脲(优降糖)及氯磺丙脲等，不宜与阿司匹林合用。阿司匹林与降糖药同时服用，容易酿成低血糖而导致昏迷。

(9)与甲氨蝶呤(MTX)同用时，可减少甲氨蝶呤与蛋白的结合，减少其从肾脏的排泄，使血药浓度升高而增加毒性反应。

(10)丙磺舒或磺吡酮的排尿酸作用，可因同时应用阿司匹林肠溶片而降低；当水杨酸盐的血药浓度达到50毫克/毫升时即明显降低，>100～150毫克/毫升时更甚，导致痛风发作。此外，丙磺舒可降低水杨酸盐自肾脏的清除率，从而使后者的血药浓度升高。

(11)催眠药：苯巴比妥(鲁米那)和健脑片等可促使肝细胞内的药酶活性增高，加速阿司匹林的代谢，降低疗效，故不宜联用。

(12)阿司匹林与速尿合用，疗效增强，应注意减量，也可能因阿司匹林蓄积而发生水杨酸反应。

(13)阿司匹林不宜与安体舒通合用，可使安体舒通的利尿作用减弱。

(14)阿司匹林不宜与噻嗪类利尿药合用，因两者都能升高血清尿酸，应予注意。

(15)乙酰唑胺与阿司匹林联用，后者能使前者血药浓度增高，引起毒性反应。

(16)甲氧氯普胺可以增加本药的吸收。

(17)阿司匹林与阿片或吗啡合用时，能增加其麻醉作用，容易发生中毒，应注意适当减量。

(18)阿司匹林不宜与氨茶碱同服。因氨茶碱属碱性药物，能碱化尿液，使阿司匹林排泄加快，疗效降低。

(19)阿司匹林不宜与咖啡因同服，因咖啡因有促进胃酸分泌的作用，可加重阿司匹林对胃的损害。

(20)阿司匹林与磺胺类药物合用可使后者的毒性增大,必须合用时应减少后者的用量。

64 阿司匹林不宜和哪些中药、中成药同用?

(1)阿司匹林不宜与含硼砂的中成药如瘀气散、红灵散、行军散、通窍散、冰硼散等合用,因硼砂含碱性成分,可减少阿司匹林的吸收,使其疗效降低。与此相反,阿司匹林与酸性中成药如山楂丸、保和丸、乌梅安胃丸、五味子丸、冰霜苏丸等合用,疗效增强,因酸性中成药可使尿液变酸,使阿司匹林吸收增加、疗效增强。

(2)阿司匹林与含乙醇的中成药如风湿酒、国公酒、缬草酊、参茸精、五味子糖浆等合用,将增加消化道的刺激性,严重的可导致胃肠道出血。

(3)山楂、乌梅、山茱萸、五味子等均含有大量的有机酸,含有机酸成分的中药能酸化尿液,增加阿司匹林在肾脏的重吸收,加重对肾脏的损害。

65 如何减少阿司匹林的胃肠道不良反应?

阿司匹林最常见的不良反应是胃肠道副作用,目前公认能减少阿司匹林不良反应的方法是:

(1)选用精确肠溶制剂。

(2)应用小剂量(75～150 毫克)。小剂量阿司匹林安全性优于 75 毫克/日的氯吡格雷。降低阿司匹林剂量虽不一定能减少出血的次数,但能降低出血发生的严重程度;降低其他胃肠道反应的发生率。

(3)溃疡病活动期或幽门螺杆菌阳性者,治愈溃疡病且根除幽门螺杆菌后应用阿司匹林。必要时加服胃黏膜保护剂/质子泵抑制剂如奥美拉唑、泮托拉唑,或 H_2受体拮抗剂如雷尼替丁、西咪替丁。

注意:一旦溃疡出血后加用质子泵抑制剂是更为有效的选择,改用氯吡格雷反而增加胃肠道出血风险。

(4)注意避免同服药物间的相互作用,如糖皮质激素能刺激胃酸分泌、降低胃及十二指肠黏膜对胃酸的抵抗力,若与阿司匹林合用可能使胃肠出血加剧。

(5)注意监测患者的大便潜血试验。

66 有消化道溃疡病的患者,需要使用阿司匹林怎么办?

有消化道出血史、活动性消化道溃疡、反流性胃食管病变、幽门螺杆菌阳性的高危患者在使用阿司匹林的同时,需使用质子泵抑制剂,亦可使用 H_2 受体拮抗剂。

从消化科医生的角度,反对患者长期服用质子泵抑制剂。若患者无泌酸问题,只因服用阿司匹林而长期应用质子泵抑制剂,会导致胃酸功能全部被抑制,胃蛋白酶活性丧失,胃肠功能紊乱,因此不必长期用,可采取间断服用质子泵抑制剂的方式,即按需服用。例如急性心肌梗死患者接受支架置入术后(胃肠道反应高发期)应用质子泵抑制剂,初期双联抗血小板治疗同时应输注奥美拉唑等,之后改为口服。3 个月后停用,采用胃黏膜保护剂替代,若有任何胃肠道不适,再应用质子泵抑制剂。

67 使用阿司匹林期间如何监测出血倾向?

患者在家中使用阿司匹林期间,即使小剂量,也须监测消化道及其他部位可能的出血情况:

(1)患者应观察便色,学会识别柏油样便;观察有无出血时间较以前延长;观察皮肤下有无出血斑等。

(2)定期检查大便潜血,无论何种情况下出现黑色便,都应即时检查大便潜血。

(3)定期检测血常规,监测血小板、血红蛋白以及出凝血时间。一般 3~6 个月 1 次。

68 服用阿司匹林后发生出血，怎么办?

患者在家中服用阿司匹林期间，无论是出现消化道出血，还是其他部位出血，都应暂停服用，并一定要前往医院就诊，接受医生的检查与嘱托。

因为阿司匹林是不可逆的血小板抑制剂，轻微的出血者可行局部治疗；严重出血者只有补充新鲜血小板后才能缓慢逆转。

69 服用阿司匹林后血小板降到8万/立方毫米，怎么办?

阿司匹林可以抑制血小板聚集，有预防血栓形成的作用，一般不会引起血小板减少。如果服用阿司匹林后出现血小板下降，要考虑是否同时在使用其他影响血小板的药物?

若排除其他因素影响到血小板，而高度怀疑是阿司匹林导致的血小板减少，血小板计数在10万/立方毫米左右且没有出血倾向的，可谨慎用药，仔细观察；若血小板降到8万/立方毫米以下，则需要停用阿司匹林。

70 什么是“阿司匹林抵抗”?

阿司匹林抗血小板聚集作用并非对所有患者都有效，部分服用治疗剂量阿司匹林未能引起预期的实验室指标变化或未能预防动脉硬化血栓事件的现象，称为阿司匹林抵抗(aspirin resistance，AR)。

阿司匹林抵抗可能在开始服用阿司匹林时即出现，也可能在服用一段时间(有效)后才出现。早期研究估计阿司匹林抵抗在人群中的发生率为8%～45%。临床观察发现阿司匹林抵抗者多见于年龄偏大患者，或女性患者。种族、糖尿病、肝脏疾病、终末期肾病与阿司匹林抵抗或敏感的相关性不大。

71 如何解决阿司匹林抵抗？

由于不同患者对相同剂量阿司匹林的反应性存在差异，所以，阿司匹林抵抗的患者应从以下几方面来加以改善：

(1)避免药物之间的相互作用：合用某些药物可能影响阿司匹林的疗效，例如布洛芬等非类固醇类抗炎药可能会因竞争性阻滞COX的活性位点而妨碍阿司匹林作用于丝氨酸位点，故服用阿司匹林的患者应避免同时使用这类药物。

(2)合理应用抗血小板制剂：①血小板ADP受体拮抗剂氯吡格雷是选择之一，但近年来也有关于氯吡格雷抵抗的报道。②血小板糖蛋白Ⅱb/Ⅲa受体拮抗剂。其抗血小板作用肯定，但出血风险较高，价格也比较贵，且目前没有口服剂型，主要是住院患者短期应用，尚无长期应用证据。

(3)有报道说，复方丹参滴丸联合阿司匹林，是阿司匹林抵抗治疗的有益补充，在试验前后监测受试者的肝肾功能无变化。

72 停用阿司匹林后发生脑梗的危险是否会增加？

目前还没有证据支持停用阿司匹林后发生血栓的危险会增加。也就是说，停用阿司匹林后不会出现反跳。

双嘧达莫（潘生丁）

73 双嘧达莫有哪些药理作用？

双嘧达莫是磷酸二酯酶抑制剂通过抑制cAMP的产生来抑制血小板的激活和聚集，高浓度(50毫克/毫升)可抑制血小板释放，因而具有抗血栓形成的作用。双嘧达莫对血管还有扩张作用，可使体循环血压降低和冠脉血流增加。

74 哪些脑血管病应该使用双嘧达莫？

双嘧达莫主要用于脑梗死患者，防止血小板血栓形成，多与香豆素类、阿司匹林等合用。无梗死患者，还可以阻抑动脉粥样硬化早期的病变过程。

切记：只限用于有卒中病史且无冠心病的患者！

75 双嘧达莫有哪些剂型？它们的用法、用量如何？

双嘧达莫又名双嘧啶胺醇、潘生丁、哌醇定等。口服制剂有片剂、胶囊，25 毫克/片或粒。

一般成人 25～50 毫克/次，1 天 3 次，饭前 1 小时服用，症状改善后可改为 50～100 毫克/天，分次服用。

76 服用双嘧达莫有哪些注意事项？

(1)与所有药物一样，如果对双嘧达莫过敏，应禁止服用。

(2)禁用于孕妇及哺乳期妇女。

(3)低血压患者慎用，心梗的低血压患者禁用。

(4)双嘧达莫与抗凝剂、抗血小板聚集剂及溶栓剂合用时应注意出血倾向。

(5)口服常规剂量双嘧达莫(潘生丁)能增加稳定性心绞痛患者运动诱导的心肌梗死发生率。不推荐有冠心病的患者使用双嘧达莫！

77 服用双嘧达莫有哪些不良反应？

(1)头痛、头晕、潮红是其常见的不良反应，部分患者初次服用时可有胃肠道反应、疲劳、皮疹等。

(2)罕见心绞痛和肝功能不全、喉头水肿、疲劳、不适、肌痛、关节炎、恶心、消化不良、感觉异常、肝炎、秃头、胆石症、心悸和心动过速。

(3)使用本品治疗缺血性心肌病,可能发生"冠状动脉窃血",导致症状加重。

(4)长期大量应用可致出血倾向增加。

一般而言,治疗剂量时不良反应轻而短暂,长期服用最初的副作用多消失。

78 双嘧达莫与其他药物联用时应注意什么?

(1)与阿司匹林有协同作用。与阿司匹林合用时,剂量应减至一日 100～200 毫克。

(2)本品与双香豆素抗凝药同用时出血并不增多或增剧。

79 过量服用双嘧达莫与中毒时,如何处理?

服用过量双嘧达莫时,可能发生低血压,必要时可用升压药。急性中毒症状有共济失调、运动减少、呕吐、腹泻和抑郁等。中毒时双嘧达莫与血浆蛋白高度结合,透析可能无益。

阿司匹林-双嘧达莫缓释剂

80 阿司匹林-双嘧达莫联合制剂适用于哪些人群?

一项欧洲卒中预防试验结果提示,阿司匹林和潘生丁缓释剂的联合应用比单独使用其中一种药物的预防效果更好,且不增加出血等副作用。目前,欧洲急性脑卒中治疗指南已将阿司匹林和潘生丁缓释剂的复合制剂作为首先推荐应用的药物。

81 如何服用阿司匹林-双嘧达莫？

阿司匹林-双嘧达莫联合制剂，有阿司匹林-双嘧达莫缓释片、阿司匹林-双嘧达莫缓释胶囊，商品名有欣力先、阿司潘等，每片含阿司匹林25毫克、双嘧达莫200毫克。

口服，成人每次1粒(阿司匹林25毫克和双嘧达莫200毫克)，每日2次，早、晚各服1次。可与食物同服，也可分开。

本品应整粒吞服，不能咀嚼。

82 阿司匹林-双嘧达莫联合制剂不适用于哪些人群？

下列患者禁用：

(1)对阿司匹林或双嘧达莫过敏者；

(2)已知对其他非甾体抗炎药过敏者；

(3)具有哮喘、过敏性鼻炎和鼻息肉患者；

(4)活动性胃、十二指肠溃疡或其他原因引起消化道出血患者；

(5)患出血性疾病及有出血危险的患者；

(6)孕妇及哺乳期妇女；

(7)患严重冠状动脉疾病(如不稳定性心绞痛或新近发生的心肌梗死等)的患者。

83 使用阿司匹林-双嘧达莫联合制剂有哪些注意事项？

(1)肝、肾功能不全者慎用；

(2)有消化道溃疡病史的患者慎用；

(3)在服药期间应避免饮酒，以防出血的发生；

(4)在服药期间应密切关注和警惕与消化道溃疡和出血相关的症状，如腹痛、呕血、黑便等，早期发现消化道溃疡和出血，及时就诊和停药；

(5)与口服抗凝剂(如肝素、双香豆素、氨苄喹哌啶及尿素)同用，有增加出血的风险；

(6)低血压、痛风、月经过多的患者应酌情慎用。

84 阿司匹林-双嘧达莫与其他药物的相互作用有哪些？

(1)腺苷：已有文献报道，双嘧达莫可提高腺苷的血药浓度及心血管的作用。需要时应调整腺苷的剂量。

(2)血管紧张素转换酶(ACE)抑制剂：阿司匹林间接作用于肾素-血管紧张素转换通道，与阿司匹林共同给药，ACE抑制剂的降钠及降血压作用降低。

(3)抗凝剂治疗(肝素和华法林)：使用抗凝剂治疗的患者，因药物间相互作用及对血小板的影响，加大了出血的危险性。阿司匹林可置换与蛋白结合的华法林，导致延长了凝血时间及出血时间。阿司匹林增加肝素的抗凝活性，加大了出血的危险。

(4)β阻断剂：与阿司匹林同服，抑制肾前列腺素，导致降低肾血流，降低β阻断剂的降压效果。

(5)乙酰胆碱酯酶抑制剂：双嘧达莫可抵消乙酰胆碱酯酶抑制剂的抗乙酰胆碱酯酶效果，因此，有可能加重肌无力。

(6)甲氨蝶呤：水杨酸可抑制甲氨蝶呤的肾清除，引起骨髓毒性，特别是在老年人或肾功能不全者。

(7)利尿剂：在肾脏和心血管疾病患者中合用阿司匹林和利尿剂时，可能会减低利尿剂的效应。

氯吡格雷(波立维)

85 氯吡格雷有什么作用？

氯吡格雷选择性抑制二磷酸腺苷(ADP)与血小板受体结合及继发的ADP介导的糖蛋白GPⅡb/Ⅲa复合物的活化，因此可抑制血小板聚集。氯吡格雷还能阻断其他激动剂通过释放ADP引起的血小板聚集。它对血小板ADP受体的作用是不可逆的,其抗血小板聚集的药效强于阿司匹林。

86 氯吡格雷临床上用于治疗哪些疾病?

可用于防治心肌梗死、缺血性脑血栓、闭塞性脉管炎和动脉粥样硬化及血栓栓塞引起的并发症。应用于有过近期发生的中风、心肌梗死或确诊外周动脉疾病的患者,治疗后可减少动脉粥样硬化事件的发生(心肌梗死、中风和血管性死亡)。

87 氯吡格雷的用法、用量是什么?

氯吡格雷全称为硫酸氢氯吡格雷片,商品名波立维(每片75毫克)、泰嘉(国产药,每片25毫克)。

推荐剂量为每天75毫克,与或不与食物同服,对于老年患者不需调整剂量。

88 哪些患者应禁用、慎用氯吡格雷?

(1)对活性物质或本药物任一成分过敏者,应禁用此药。

(2)有严重的肝脏损害、有出血性疾病或有明显的出血倾向的患者,也应禁用。

(3)禁用于孕妇、哺乳期妇女。

(4)接受阿司匹林、非甾体抗炎药、华法林、溶栓药物及应用活血化瘀中药治疗的患者,应慎用。

89 使用氯吡格雷时有哪些注意事项?

(1)氯吡格雷导致的消化道溃疡及出血并不少于阿司匹林,阿司匹林直接损伤黏膜,氯吡格雷的抗血管生成作用会延缓溃疡的愈合。使用氯吡格雷也需要注意有出血和血液学不良反应的危险性。服用期间,医生要密切随访,患者也要注意出血包括隐性出血的任何体征。

在治疗过程中一旦出现出血的临床症状,应及时报告给自己的主治医师,考虑进行血细胞计数和(或)其他适当的检查。

(2)氯吡格雷与华法林合用,可能会使出血加重。若必须联合应用,一定要谨遵医嘱,不得随意加量或漏掉监测出血情况。

(3)患者加服用任何新药前,应告知医生正在服用氯吡格雷。

(4)应用氯吡格雷出现消化道出血时,需加用 H_2 受体拮抗剂或泮托拉唑。

(5)本药一般在中止治疗后 5 天内血小板聚集和出血时间逐渐回到基线水平。患者在使用此药期间,应注意和自己的主治医师保持联系,在医师的指导下,合理用药。

90 氯吡格雷有哪些不良反应?

氯吡格雷的总体耐受性与阿司匹林相似,与年龄、性别及种族无关。

出血是其最常见的不良反应,多发生在治疗开始的第 1 个月内。有些出血患者伴有致死性后果(颅内、胃肠道和腹膜后出血);严重皮肤出血(紫癜)、肌肉-骨骼出血(关节积血、血肿)、眼睛出血(结膜、眼内、视网膜出血)、鼻出血、呼吸道出血(咯血、肺出血)、血尿和手术伤口出血。

其他罕见的有:血栓性血小板减少性紫癜、严重的血小板减少症(血小板计数≤30×10^9/L)、粒细胞减少、贫血、再生障碍性贫血、全血细胞减少症;过敏反应,血清病;味觉紊乱、意识混乱、幻觉;非常罕见脉管炎、低血压;支气管痉挛、间质性肺炎;胰腺炎,结肠炎(包括溃疡性或淋巴细胞性结肠炎)、口腔炎;急性肝衰竭、肝炎;血管(神经性)水肿、发泡性皮炎(多形性红斑)、红斑疹、荨麻疹、湿疹、扁平苔藓;关节疼痛、关节炎,肌痛;肾小球肾炎;发热;肝功能试验异常、血肌酐水平增高。

91 氯吡格雷不宜与哪些药物一起应用?

(1)非甾体抗炎药(NSAID):与布洛芬等合用会使胃肠道隐性出血增加。

(2)与阿司匹林、溶栓药物、活血化瘀的中药等合用使出血危险性增加,合用时应注意观察。

(3)华法林:因能增加出血强度,不提倡本药与华法林联合应用。

(4)肝素:氯吡格雷不改变肝素对凝血的作用,不必改变肝素的剂量。合用肝素不影响氯吡格雷对血小板聚集的抑制作用。但肝素和氯吡格雷合用使出血危险性增加,两药合用时应注意观察。

(5)奥美拉唑会降低氯吡格雷的作用:同时服用奥美拉唑、兰索拉唑或雷贝拉唑等质子泵抑制剂会显著增加心脏事件,但泮托拉唑或 H_2 受体拮抗剂等抗酸药物没有此副作用。建议接受氯吡格雷治疗如需抑酸治疗可以服用 H_2 受体拮抗剂或泮托拉唑。

(6)其他联合治疗:患者在服用氯吡格雷的同时接受多种伴随药物,包括血管紧张素抑制剂、β受体阻滞剂、钙离子拮抗剂、利尿剂、调脂药、冠状动脉扩张药、抗糖尿病药物、胰岛素等均可联合应用,未见明显不良反应。

92 如何解决氯吡格雷抵抗?

氯吡格雷同阿司匹林一样,抗血小板聚集作用并非对所有患者都有效,也可出现氯吡格雷抵抗。目前关于氯吡格雷抵抗的定义也是经验性的。通常认为:常规治疗剂量氯吡格雷未达到预期的抑制血小板聚集的效果,即实验室检测的血小板活性或聚集性未达到有效抑制,从而使临床上复发性血栓事件的危险增加,该现象称为氯吡格雷抵抗。

氯吡格雷抵抗处理对策:

(1)去除药物相互作用,针对阿司匹林是停止服用非甾体抗炎药等,而针对氯吡格雷则需要停止服用质子泵抑制剂类药物等。

(2)联合应用其他抗血小板药物,如联用阿司匹林。

(3)换用普拉格雷。

93 服用氯吡格雷后发生出血,怎么办?

患者在家中服用氯吡格雷期间,无论是出现消化道出血,还是其他部位出血,都应暂停服用,并一定要前往医院就诊,接受医生的检查与嘱托。

轻微的出血可行局部治疗;少量的消化道出血时,可加用 H_2 受体拮抗剂或泮托拉唑。但若严重出血只有补充新鲜血小板后才能缓慢逆转,这是因为氯吡格雷同阿司匹林一样,是不可逆的血小板抑制剂。

94 如何选择阿司匹林、双嘧达莫、氯吡格雷?

除了对由房颤引起的缺血性卒中患者建议使用华法林等进行抗凝治疗外,其他的患者都需要采用抗血小板药物治疗。国内外指南推荐,阿司匹林、氯吡格雷和阿司匹林联合双嘧达莫缓释剂均可作为一线用药。但临床选择抗血小板药物应当个体化,应基于患者的危险因素、经济情况、耐受性及其他临床特征。

(1)阿司匹林疗效确切、价格适中,且有大量的循证医学证据证实,确立了阿司匹林是缺血性卒中的首选药物。

但增加阿司匹林的剂量,并不能增加疗效,却会增加出血风险,而且还存在着部分患者的"阿司匹林抵抗"、消化道出血、阿司匹林哮喘等不良反应。

(2)双嘧达莫价格便宜,与阿司匹林相比,双嘧达莫不增加胃肠道出血风险,甚至在与华法林合用时也是如此。

但口服常规剂量双嘧达莫(潘生丁)能增加稳定性心绞痛患者运动诱

导的心肌梗死发生率。不宜用于有冠心病的患者。

(3)氯吡格雷疗效肯定、副作用较少,但价格较高。

总之:

①有缺血性卒中危险因素的高危人群,只用阿司匹林,无需使用氯吡格雷。痛风、对阿司匹林过敏、有阿司匹林哮喘或不能耐受阿司匹林者,可用双嘧达莫代替阿司匹林。

②中度高危者:如患者有缺血性卒中或短暂性脑缺血发作(TIA)史者,有经济条件者尽早采用氯吡格雷;没有条件者也可以采用阿司匹林+双嘧达莫的联合制剂。

③极高危人群:有缺血性卒中或短暂性脑缺血发作(TIA)病史,伴有大动脉粥样硬化性动脉狭窄或有重要危险因素(糖尿病、冠心病、代谢综合征、持续吸烟)者,需要使用氯吡格雷单药治疗;伴有血管成形术后,以及动脉-动脉栓塞事件者,斑块容易脱落,要使用阿司匹林加氯吡格雷双重抗血小板治疗。

非心源性缺血性卒中,阿双复合缓释剂为多个权威国际指南中的推荐用药,效果是阿司匹林的2倍,优于或者至少与氯吡格雷相似(价格比氯吡格雷便宜),副反应与低剂量的阿司匹林相似,耐受性好。同其他抗血小板药物不一样的是,它不仅作用于血小板,并且还对血管具有抗炎、抗氧化等保护作用。

对于脑动脉粥样硬化性卒中和既往有脑梗死病史、冠心病、糖尿病或周围血管病者,优先考虑应用氯吡格雷。

阿司匹林与氯吡格雷联合用药不优于氯吡格雷单药,且明显增加严重出血并发症。除非合并不稳定性心绞痛、无Q波心肌梗死、冠状动脉或颅内外动脉支架成形术,否则不推荐阿司匹林与氯吡格雷联用。

第四章

抗凝剂

华法林

95 华法林为什么能抗凝?

维生素 K 是肝脏制造凝血因子的原料,华法林能竞争性对抗维生素 K 的作用,抑制肝细胞中凝血因子的合成,还能降低凝血酶诱导的血小板聚集反应,因而具有抗凝和抗血小板聚集功能。服药后一般半天起效,1～2 天达抗凝高峰,维持 3～6 天。

96 华法林适用于哪些脑血管病人群?

华法林为抗凝剂,适用于需长期持续抗凝的患者,但使用抗凝剂有增加颅内出血的风险,只有在诊断为房颤(特别是非瓣膜病变性房颤)诱发心源性栓塞的患者才适宜应用华法林。

97 华法林禁用于哪些人群?

禁用于肝肾功能损害、严重高血压、活动性溃疡、外伤、有出血倾向的患者。

禁用于妊娠、哺乳期妇女；慎用于老年人。

98 如何服用华法林钠片？

华法林钠，中文别名苄丙酮香豆素钠、华法令钠，商品名华法林、玛尔维等。片剂，每片 1 毫克、2.5 毫克、3 毫克、5 毫克。

口服，成人常用量，避免冲击治疗，口服第 1～3 天 2～4 毫克（年老体弱及糖尿病患者半量即可）。3 天后可给维持量每日 2.5～5 毫克[参考凝血时间调整剂量，使国际标准化比值（INR）达 2.0～3.0]。

因本品起效缓慢，治疗初 3 天由于血浆抗凝蛋白细胞被抑制可以存在短暂高凝状态。如需立即产生抗凝作用，可在开始同时应用肝素，等待本品充分发挥抗凝效果后再停用肝素。

99 华法林有哪些不良反应？

（1）出血是华法林最常见的不良反应。出血可发生在任何部位，特别是泌尿道和消化道，如发生在脑内，结果是灾难性的。最早期、最常见的表现是早晨刷牙时出现牙龈出血，还可有鼻腔、皮下出血及便血或黑便、血尿、女性阴道流血或月经量多等。出血一旦发生，就不得不减量、停用华法林，有时甚至使用止血药。

（2）其他少见的不良反应有恶心、呕吐、腹泻、瘙痒性皮疹、过敏反应及皮肤坏死。

（3）血栓/栓塞：华法林剂量不足，达不到相应的治疗效果，可以出现血栓形成或栓塞；但华法林剂量过大时出现的出血，导致抗凝不能继续，也可引起冠脉、颈动脉、脑内的动脉再次发生堵塞。

100 使用华法林要注意什么？

（1）必须强调：如果没有监测 INR 的条件，则不能使用华法林，只能选用阿司匹林等治疗。

(2)本药个体差异较大,用药期间一定及时监测凝血酶原时间、INR,及时调整药物的用量。过大强度的抗凝治疗并不安全,目前监测 INR 的推荐指标为控制在 2.0～3.0。

(3)使用时要严密观察病情,察看口腔黏膜、牙龈、鼻腔、皮下出血及大便隐血、血尿、女性月经量多等。若发生出血倾向,则应立即停用就诊,由医生指导下一步治疗。

(4)用药期间避免劳累和易致损伤的活动,避免不必要的手术操作。

(5)华法林是个"难以相处"的药,它和很多药物、食物之间都有相互作用而影响疗效,甚至于出现致命的副作用。在用华法林时,一定要注意所用的其他药物、所食的食物。

101 口服华法林需隔多长时间监测凝血象?

服用华法林需 5～7 日后疗效才可稳定,在达到治疗水平前,应每日测定 INR,其后 2 周内每周监测 2～3 次,以后根据 INR 的稳定情况每周监测 1 次,直到 INR 调整满意,之后约每 4 周测定 INR 并调整华法林剂量 1 次。

注:(1)治疗水平系指国际标准化比率(INR)达到 2.5(2.0～3.0)时,或凝血酶原时间(PT)延长至 1.5～2.5 倍。

(2)减少监测频率(如从每周 1 次减至 2 周 1 次)的条件是患者用药量稳定且 INR 稳定在治疗范围内。即使 INR 长期稳定在治疗范围内,也应至少每月监测 1 次。

102 如何调整华法林的剂量?

长期口服华法林时,必须定期监测,不断调整。INR 过低,则没有充分发挥抗凝的效果,需要加量。INR 过高,则有出血的风险,需要减量。

为了达到理想的抗凝力度,经常会调整至一天口服一片半、一片加

1/3，甚至一片加1/4；而华法林的剂量和INR的比值不是正比关系。这时，准确的分片就非常重要，如果本来每天只要一片加1/3，而这1/3分得较大，实际上接近半片，长期服用，就可能过量，导致出血。

注：以前的片剂剂量只有2.5毫克、3毫克两种，准确的分片比较困难，目前有药厂开发了1毫克、5毫克两种剂型，则方便了临床调整剂量。

103 如何处理服用华法林后的INR值升高？

服用华法林药物后，如果监测到患者的INR值升高，或有出血危险时，可采取3种措施降低INR值：

(1)轻度升高，则减量应用，升高明显则需要停用华法林；

(2)升高明显或有轻度出血时，停用华法林，再给予维生素K_1，一般为口服，若需快速逆转抗凝效应，可缓慢静脉注入(时间>3分钟)维生素K_1 5～10毫克；

(3)出血明显时，直接输注新鲜血浆或浓缩的凝血酶原制剂。

104 口服华法林疗程为多长时间？

抗凝治疗的持续时间因人因病而异。一般口服华法林的疗程至少为3～6个月。但对易栓症，抗凝治疗的时间应更为延长，达12个月或以上，甚至终身抗凝。

105 哪些药物能增强华法林作用，而可能导致出血？

(1)抗生素或抗菌药品：氯霉素，大剂量青霉素，第2、第3代头孢菌素类抗生素，阿奇霉素、克拉霉素、罗红霉素、红霉素，环丙沙星、加替沙星、左氧氟沙星、莫西沙星和诺氟沙星等喹诺酮类抗菌药，磺胺类药品，甲硝唑，某些氨基糖苷类抗生素如庆大霉素。

(2)调血脂药：氯贝丁酯即安妥明，他汀类调脂药。

(3)降压药:二氮嗪。

(4)口服降糖药:甲磺丁脲、苯乙双胍。

(5)抗酸药:西咪替丁、甲氰咪胍。

(6)抗组胺药:苯海拉明。

(7)催眠药:水合氯醛。

(8)抗忧郁药:丙米嗪。

(9)前列腺素合成酶抑制剂:消炎痛、甲灭酸、氯灭酸。

(10)解热镇痛药:对乙酰氨基酚、扑热息痛、退热净、醋氨酚、泰诺林、百服宁、必理通、水杨酸盐、阿司匹林、保泰松、依托度酸、羟布宗、甲氯酚那酸、吲哚美辛。

(11)维生素制剂:维生素 E。

(12)抗痛风药:丙磺舒、磺吡酮、别嘌呤醇。

(13)利尿药:依他尼酸。

(14)抗心律失常药:奎尼丁、胺碘酮、丙吡胺。

(15)抗疟药:奎宁。

(16)抗精神病药:氯丙嗪。

(17)抗凝血药:肝素。

(18)抗甲状腺素药:丙硫氧嘧啶。

(19)中草药:有比较明确信息的中草药如下。

丹参:丹参可以降低血小板聚集功能。动物实验表明,丹参制剂与华法林合用,可减少华法林的清除,增加国际标准化比值(INR),因此,二者不宜合用。

银杏叶、大蒜:银杏叶、大蒜有抗凝活性,可抑制血小板聚集,增加出血量,延长出血时间,故禁止与华法林等抗凝药或抗血小板药同用,以免出现出血反应。

人参:人参有抗凝活性,可抑制血小板聚集,并在体内改变华法林浓度,所以服用含人参的中药时,抗凝药华法林要适当减量。

没药:没药可抑制血小板聚集,服用华法林时应避免使用。

钩藤、生姜、甘草:可抑制血小板活性,服用华法林时应避免使用含这些中药的制剂。

猫爪草:因猫爪草会引起紫斑,不可与华法林同服。

由于中药成分比较复杂，在目前缺乏明确资料的情况下，如服用华法林的患者合用活血化瘀类中药时，建议患者严密监测 INR 值，及时调整华法林的用量。另外，患者就医时必须提醒医生自己长期服用华法林或其他药品，以便医生在选用其他化学药或中药时避开容易发生相互作用的药物。

106 哪些食物能增强华法林的抗凝作用？

有些食物可增强华法林的抗凝效果，如：

大蒜与华法林合用可使华法林抗凝作用增强；

鱼油通过抑制血小板聚集，降低凝血相关血栓素和维生素 K 依赖性凝血因子的水平，增强华法林的抗凝作用；

葡萄柚含有香豆素类化合物，同时可抑制肝脏有关药物代谢酶的活性，减少华法林的代谢，使抗凝作用增强；

芒果与华法林合用也可以增强其抗凝作用；

绿茶有抗凝活性，可抑制血小板聚集及血栓素形成，服用华法林时应少喝绿茶。

107 哪些药物能降低华法林作用，而可能导致血栓形成？

硫唑嘌呤、巴比妥类、卡马西平、考来烯胺、环孢霉素 A、双氯西林、灰黄霉素、萘夫西林、利福平、曲唑酮、硫糖铝、消胆胺、巴比妥、利福平、辅酶 Q_{10} 等药，会减弱华法林的疗效。

此外，含有乙醇的中成药如风湿骨痛药、国公酒等，不宜与华法林同用。乙醇是肝药酶诱导剂，会降低华法林的药效。中草药谷芽、麦芽等也会减弱华法林的疗效。

108 哪些食物能降低华法林的抗凝作用？

华法林的疗效也受到许多食物的影响，富含维生素 K 的肠营养制剂、富含维生素 K 的食物，例如绿花椰菜、菠菜、芦笋、谷类发芽、卷心菜、芥蓝菜、菊苣、无头甘蓝类、苦菜类、酱汁、芥菜、西芹、菠菜、糖莴苣（甜菜之一）、萝卜、豆瓣菜、豌豆，以及过量的猪肝都会减弱华法林的疗效。

109 为什么服用华法林的患者，要求平衡饮食？

如前所述，许多食物能影响华法林发挥作用。绿色蔬菜、水果等食物尽管多富含维生素 K，但它们为人体的健康提供必要的营养成分，完全不摄入这类食物是不可能的。因此，对于服用华法林的患者来说，不是这些食物不能食用（忌食），而是可以适量食用，重要的是摄入量不能波动过大，因为波动过大可导致 INR 值发生明显的改变。因此，为了维持华法林抗凝疗效的稳定，患者有必要保持饮食结构的相对平衡。更不要盲目添加营养品和保健品。

110 如何选择使用华法林与抗血小板药物？

（1）非心源性栓塞性缺血性卒中或 TIA 患者，推荐使用抗血小板而非口服抗凝药以降低卒中复发及其他心血管事件风险，给予阿司匹林单药治疗、阿司匹林 25 毫克-缓释双嘧达莫 200 毫克联合治疗每日 2 次、氯吡格雷 75 毫克单药治疗。

（2）房颤（特别是非瓣膜病变性房颤）诱发心源性栓塞性缺血性卒中或 TIA 患者，推荐使用华法林。因为阿司匹林联合氯吡格雷抗血小板治疗预防高危心房颤动患者的卒中发生或复发作用劣于华法林。且华法林没有想像中那么可怕，但是在使用过程中，不要突然停用，否则病情容易出现反弹。

111 有望替代华法林的新抗凝药有哪些？有什么特点？

抗凝药物在防治血栓事件中发挥重要作用，但传统的抗凝药物如肝素需胃肠道外给药，院外使用不便；口服抗凝药如华法林治疗安全窗窄，需经常监测凝血酶原时间，也给患者使用带来不便。

新型的抗凝药物包括因子Ⅹa和Ⅱa抑制剂，目前应用于临床的利伐沙班片（拜瑞妥）是直接的Ⅹa因子抑制剂、磺达肝癸钠注射液是选择性因子Ⅹa抑制剂，它们具有起效更快；剂效关系良好和效果可以预测；剂量固定，每日1次给药；更少受药物和食物影响；常规应用不需要监测等特点。临床多用于下肢重大骨科手术，预防血栓栓塞事件的发生。但新型口服抗凝剂应用于临床时间短暂，安全性有待进一步验证，且价格昂贵。

蚓激酶

112 如何服用蚓激酶？

蚓激酶，别名有高活性地龙粉、地龙酶、蚯蚓酶、蛋白酶、纤溶酶、溶栓酶等，商品名有博洛克、百奥、普恩复、雪通等。

其剂型有肠溶胶囊、肠溶片等，规格有每片或每粒200毫克（20万单位）、30万单位、60万单位等；

口服，1次40万～60万单位，1日3次。

本品必须饭前服用，一般在饭前半小时服用。

113 蚓激酶有什么作用？适用于哪些人群？

蚓激酶是从人工养殖的赤子爱胜蚓中提取分离而得的一组蛋白水解酶，含有纤维蛋白溶酶和纤维蛋白溶酶原激活剂等。与纤维蛋白原有选择性亲和力，可直接水解纤维蛋白原，产生可溶性纤维蛋白原降解产物，降低纤维蛋白原含量，预防血栓形成；蚓激酶具有类似 t-PA 的活性，选择性地促进纤溶活性，溶解已形成的血栓，可使早期脑梗死的血栓溶解；它还具有拮抗血小板聚集的成分，降低血小板聚集率，改善血液流变学指标，修复血栓发生后周边坏死脑细胞，挽救半暗区的作用。

蚓激酶适用于脑血管疾病患者存在血液成分的改变即高纤维蛋白原血症患者，或频繁发作的患者。

114 蚓激酶不适用于哪些人群？

(1)对本品过敏者禁用。

(2)不适用于急性出血患者。

(3)禁用于孕妇及哺乳期妇女。

115 使用蚓激酶需要注意哪些事项？

(1)极少数患者使用蚓激酶后可能出现轻度头痛、头晕、便秘或腹泻、恶心、皮肤瘙痒、皮疹等，一般程度轻微、时间短暂，不需特殊处理。

(2)有出血倾向的患者慎用。

第五章

血管扩张药

116 血管扩张药有什么作用？

所谓血管扩张药物即是改善缺血的脑组织循环的药物，可以使得局部的微小血管及小血管扩张，达到改善局部血液循环的目的。脑梗塞急性期不主张使用血管扩张药物，因为脑梗塞后缺血区血管呈麻痹和过度灌流状态，应用血管扩张药物可导致脑内盗血和加重脑水肿，无益于脑缺血的改善。

117 常用的脑血管扩张药有哪些？

常用的用于改善脑血液循环的血管扩张药有尼莫地平、西比灵(氟桂利嗪)、丁咯地尔，有些活血药物如三七制剂等有一定的扩张血管的作用。

尼莫地平

118 尼莫地平有什么作用？

尼莫地平为双氢吡啶类钙通道阻滞剂，对脑组织受体有高度选择性，容易透过血脑屏障。尼莫地平对脑血管有选择性的扩张作用，对外周血管作用小，故降压作用较小。尼莫地平通过有效地阻止钙离子进入细胞内，抑制平滑肌收缩，达到解除血管痉挛的目的，从而保护脑神经元，对大脑有抗局部缺血的作用，能有效地预防和治疗因蛛网膜下腔出血引起的脑血管痉挛所造成的脑组织缺血性损伤。还有促进或保护记忆的功能和抗血小板聚集及抗血栓的作用。

119 尼莫地平用于治疗哪些疾病？

(1)预防蛛网膜下腔出血并发脑血管痉挛；

(2)治疗缺血性脑血管病；

(3)偏头痛；

(4)急性脑血管病恢复期的血液循环改善；

(5)突发性耳聋；

(6)轻中度高血压。

120 如何服用尼莫地平？

尼莫地平有多个商品名，如尼莫同、尼立苏、特莱斯、维尔思、易夫林等。口服剂型有片剂、胶囊。规格有 ①片剂：10 毫克、20 毫克、30 毫克、60 毫克(缓释)；②胶囊：20 毫克、30 毫克、60 毫克(缓释)等。

不同的疾病，服用尼莫地平的量与时间也不一样：

①急性脑血管病恢复期：1 次 30～40 毫克，1 日 3 次。

②缺血性脑血管病：普通制剂 1 日 30～120 毫克，分 3 次服用，连续 1 个月。缓释制剂 1 次 60～120 毫克，1 日 2 次，连续 1 个月。

③偏头痛：1 次 40 毫克，1 日 3 次，12 周为 1 疗程。

④蛛网膜下腔出血所致脑血管痉挛：1 次 40～60 毫克，1 日 3～4 次，3～4 周为 1 个疗程。

⑤突发性耳聋：1 日 40～60 毫克，分 3 次服用，5 天为 1 疗程，一般用药 3～4 个疗程。

⑥轻中度高血压：1次40毫克，1日3次，1日最大剂量为240毫克。

服用方法：温开水送服，每天每次在同一时刻服用将取得最佳效果。

121 尼莫地平过量中毒，应如何处理？

过量服用尼莫地平时可出现潮红、血压明显下降、心动过速或过缓，应立即停药。必要时去最近的医院就诊检查。医生会根据症状作出判断，活性炭吸附剂洗胃可作为一种抢救手段。如果有明显的血压下降，可静脉给予多巴胺或去甲肾上腺素。因无特效的解毒剂，对其他副作用的治疗应根据情况对症处理。

122 服用尼莫地平应注意哪些事项？

(1)本品的代谢物具有毒性反应，对于肝功能严重不良(如肝硬化、肝坏死等)的患者，禁用尼莫地平。当患轻中度肝功能不良时，尼莫地平的代谢速度下降。这种患者需要一个较低的剂量，并随时监测血压与心率。

(2)低血压患者(收缩压小于100mmHg)慎用。

(3)使用本品治疗老年性脑功能障碍时，患有多种疾病的老年患者，如伴有严重肾功能不全(肾小球滤过率小于20毫升/分钟)、严重的心功能不全时应定期随访检查。

(4)使用本品治疗蛛网膜下腔出血时，广泛脑水肿(脑组织的水含量增加)或者有明显的颅内压增高患者应慎用。

(5)本品可引起血压降低。在高血压合并蛛网膜下腔出血或脑卒中患者中，应注意减少或暂时停用降血压药物，或减少本品的用药剂量。

(6)可产生假性肠梗阻，表现为腹胀、肠鸣音减弱。当出现上述症状时应当减少用药剂量和保持观察。

(7)用药前后及用药期间应当检查或监测血压和心电图。

(8)使用本品可能出现的头晕会影响操作(驾驶)和使用机械的能力。

(9)严禁使用超过有效期的尼莫地平胶囊。

(10)动物实验显示尼莫地平有致畸作用，在乳汁中浓度高于神经系统，孕妇及哺乳期妇女禁用。

(11)禁用于对尼莫地平或本品中任何成分过敏者。

(12)温热、光照或潮湿的环境可能破坏药物的某些成分，因此药物不宜存放于温热、光照或潮湿的地方。

123 尼莫地平有哪些不良反应？

本药安全度较大，不良反应小，发生率约为 10%。一般症状轻微，不需停药，停药后可自行消失。常见的不良反应有：

(1)消化系统：恶心、呕吐，胃肠道不适，腹泻，个别患者有肠梗阻(肠麻痹所致肠排空障碍)，胃肠道出血，肝功能异常，肝炎，黄疸。

(2)神经系统：头晕、头痛，虚弱；一些患者可能有中枢兴奋症状，如失眠，多动，兴奋，攻击性和多汗，偶见运动功能亢进，抑郁和神经退化。

(3)心血管系统：低血压、头痛、潮红、出汗、热感、心动过速、心动过缓等，心电图异常，心悸，反跳性血管痉挛、高血压，充血性心衰。

(4)血液系统：极个别出现血小板减少；贫血，血肿，弥漫性血管内凝血，深静脉血栓形成。

此外，近年还发现以下少见的不良反应，如心律失常、呼吸困难、过敏性哮喘、肌肉震颤、视力下降、眼结膜出血、牙痛、顽固性呃逆、味觉缺失、尿潴留、性功能障碍、鼻出血等。

124 尼莫地平与其他药物联用会有什么作用？

(1)长期使用抗癫痫药苯巴比妥、苯妥英、卡马西平会显著降低口服尼莫地平的生物利用度，所以不推荐口服尼莫地平和这些抗癫痫药同时使用。

(2)其他钙拮抗剂、β 受体阻滞剂应尽可能避免与尼莫地平同时应用。老年中度高血压患者合并脑血管疾病时，硝苯地平可与尼莫地平联用。因尼莫地平首先作用于脑血管，故与硝苯地平无论短期或长期联用，在药效学和药动学方面的互相影响很少，互相的剂量不必调整。

(3)抗凝血药：二氢吡啶类钙拮抗剂均可诱发出血，与活血化瘀类或抗凝血药联用可加重出血倾向，发生出血性不良反应。

(4)阿司匹林：可提高尼莫地平的抗血小板作用。

(5)合并应用抗抑郁药氟西汀可使尼莫地平的稳态血浆浓度提高50%。氟西汀明显减少，而其活性代谢产物去甲氟西汀不受影响。

(6)去甲替林与尼莫地平同时给药，将使尼莫地平稍有增加而去甲替林的血浆浓度不受影响。

(7)与 H_2 受体拮抗剂西咪替丁或抗惊厥药丙戊酸同时使用，会导致血浆中的尼莫地平浓度增加。

(8)根据其他钙离子拮抗剂的用药经验，利福平可通过酶诱导作用加速尼莫地平的代谢，故与利福平联合应用会降低本品的疗效。

(9)西柚汁可以抑制双氢吡啶的氧化代谢，故同时摄入西柚汁和尼莫地平可以导致血药浓度增加，所以不推荐同时服用。

(10)丹曲林可增强本品的毒性。

(11)地拉夫定可升高本品的血药浓度。

(12)与 α_1 受体阻滞药联用，可增强降血压作用。

(13)与芬太尼联用可能引起严重低血压。

(14)与胺碘酮联用可能引起房室传导阻滞或窦性心动过缓。

(15)与肾毒性药物如氨基糖苷类、头孢菌素类、速尿等联用，可能引起肾功能减退。

氟桂利嗪(西比灵)

125 氟桂利嗪的药理作用是什么？

氟桂利嗪为一选择性钙通道拮抗剂，主要通过阻断细胞膜钙通道而发挥作用。它能有效抑制血管平滑肌细胞钙超载引起的血管痉挛，使血管扩张，尤其对脑血管有选择性作用，故对改善脑动脉缺血性疾病有很好的疗效。而且，它对正常生理状态下的血管张力无影响，用于缺血性脑血管疾病时具有不引起“盗血现象”的优点。氟桂利嗪还可以抑制依赖性血管收缩物质的释放，有抑制血小板聚集、提高红细胞的变形能力、降低缺氧血液黏度的作用。

126 氟桂利嗪用于治疗哪些疾病？

氟桂利嗪一般用于脑供血不足、椎动脉缺血、脑血栓形成后、耳鸣、眩晕、偏头痛、癫痫的辅助治疗等。

127 如何服用氟桂利嗪？

盐酸氟桂利嗪，主要的商品名为西比灵。主要剂型为胶囊，规格为每粒 5 毫克。

用量用法：

(1)偏头痛的防治：①成人起始剂量每晚 10 毫克，维持治疗时每 7 天连续给药 5 天，剂量同上。治疗 6 个月后也应停药，复发时重新使用起始剂量。②65 岁以上血管性偏头痛患者起始剂量为 1 日 5 毫克，每晚口服。

如在治疗 2 个月后未见明显改善，应停止用药。

(2)眩晕：控制症状后停药，剂量同上，一般 5～10 毫克/日，(每次1～2 片)。睡前服用。

128 服用氟桂利嗪有哪些注意事项？

(1)服用后疲惫症状逐步加重者应当减量或停药。

(2)控制药物剂量，当应用维持剂量达不到治疗效果或长期应用出现锥体外系症状时，应当减量或停服药物。

(3)帕金森病等椎体外系疾病时，应当慎用本制剂。

(4)驾驶员和机械操作者慎用，以免发生意外。

(5)有药物过敏史,或有抑郁症病史以及急性脑出血性疾病禁用。

(6)原则上孕妇和哺乳期妇女不用此药。

(7)原则上儿童慎用或忌用此药。

(8)因老年患者神经系统较敏感,代谢能力较弱,在给药剂量上应酌情减少。

129 氟桂利嗪的不良反应有哪些?

(1)氟桂利嗪毒副作用较小,一般副作用为嗜睡、乏力、口干、头痛、头晕,多为一过性,不影响治疗。

(2)少数病人可出现失明、焦虑、谵妄等,极个别出现药疹,双侧眼睑血管神经性水肿,女性月经紊乱、溢乳,男性乳房增大、阳痿,尿潴留,肌肉酸痛,顽固性呃逆、食欲亢进,体重增加,恶心、呕吐,腹痛、腹泻,牙龈出血,复视及下肢剧痛等。停药或对症治疗后症状可完全消失。

(3)长期应用可致椎体外系反应,如不自主运动、震颤麻痹、下颌运动障碍、强直等,老年人容易发生,停药后可消失。

(4)变态反应有药疹、大疱性表皮松解萎缩坏死性皮炎、血管神经性水肿及哮喘。

(5)长期应用时,女性患者可以出现抑郁、失眠等,故有抑郁症病史时,禁用此药。

130 氟桂利嗪与其他药物合用时,应注意什么?

(1)苯妥英钠、卡马西平可降低氟桂利嗪的血药浓度。

(2)在应用抗癫痫药物治疗的基础上,加用氟桂利嗪可以提高抗癫痫效果。

(3)放疗:与氟桂利嗪联用,可提高对肿瘤细胞的杀伤力10~20倍。

(4)桂利嗪与氟桂利嗪合并使用,不良反应的发生率和程度有加重的趋势。

(5)与酒精、催眠药或镇静药合用时,加重镇静作用。

桂利嗪(脑益嗪)

131 桂利嗪的药理作用是什么?

桂利嗪为哌嗪类钙通道阻滞剂,扩张血管,从而改善脑循环和冠脉循环,对周围血管有扩张作用。对组胺、5-羟色胺、缓激肽、肾上腺素、去甲肾上腺素、血管紧张素等缩血管物质具有拮抗作用。

132 桂利嗪用于治疗哪些疾病?

桂利嗪适用于脑血栓形成、脑梗死、短暂性脑缺血发作、脑动脉硬化、脑出血恢复期、蛛网膜下腔出血恢复期、脑外伤后遗症、前庭性眩晕与平衡障碍、冠状动脉硬化与供血障碍、由于末梢循环不良引起的疾病(如间歇性跛行)。近年来有关文献报道本品可用于慢性荨麻疹、老年性皮肤瘙痒等过敏性皮肤病。

133 如何服用桂利嗪?

桂利嗪,商品名脑益嗪、脑溢嗪等。剂型有片剂和胶囊两种剂型,规格为每片或每粒 25 毫克。

口服,1 次 25～50 毫克,1 日 3 次,饭后服用。温开水送服。每天每次在同一时刻服用将取得最佳效果,也将帮您记住何时服药。

桂利嗪有助于控制病情,应遵照医嘱持续服用药品。

134 服用桂利嗪有哪些注意事项?

(1)如对桂利嗪过敏禁用本药。过敏症状可能包括皮疹、瘙痒、气短,脸部、嘴唇或舌头肿大等。

(2)对任何其他药物过敏。对任何其他物质如食物、防腐剂或色素过敏,或过敏体质等应告之医生。

(3)肝功能损害时不宜服用。

(4)患有自身免疫性疾病如严重系统性红斑狼疮应告诉医生,因为此时白细胞减少机会增多。

(5)骨髓移植或免疫力低下者应告诉医生。

(6)疲惫症状逐步加重者应当减量或停药。

(7)严格控制药物应用剂量,当应用维持剂量达不到治疗效果或长期应用出现椎体外系症状时,应当减量或停服药。

(8)本药干扰运动功能,可诱发和加重震颤麻痹,帕金森病患者忌用。亦可发生椎体外系症状、强直、静坐不能、口干、震颤、抑郁、缓慢性运动障碍。

(9)哺乳期妇女,由于本制剂随乳汁分泌,虽然尚无致畸和对胚胎发育有影响的研究报告,但原则上孕妇和哺乳期妇女不用此药。

(10)儿童不适用本药。老年人慎用。

(11)有抑郁症病史的患者禁用此药。

(12)颅内出血者应在其完全止血 10～14 天后方可使用。

(13)驾驶员和机械操作者慎用,以免发生意外。

(14)如已超过包装上所印的有效期,或者包装破损,或有损坏的痕迹,请不要服用。

135 桂利嗪有哪些不良反应?

(1)皮肤或黏膜发疹,出现红斑、轻度浮肿等。偶见嗜睡、疲倦、胃肠道反应,如恶心、食欲缺乏、腹泻及体重增加。个例报道,口服桂利嗪3 小时后发生窦性停搏,可能是由于过敏反应所致。

(2)个别患者发生肌肉疼痛、红斑狼疮样综合征。

136 桂利嗪与其他药物联用注意什么?

(1)与酒精、催眠药或镇静药合用时,加重镇静作用。

(2)与苯妥英钠、卡马西平联合应用时,可以降低桂利嗪的血药浓度。

(3)与其他作用于心血管的钙离子拮抗剂合用,可增强其他药物的作用。

丁咯地尔

137 丁咯地尔的药理作用是什么?

丁咯地尔是一种新型血管活性化合物,为 α 肾上腺素能受体抑制剂,并具有较弱的非特异性钙离子拮抗剂作用。丁咯地尔具有多重药理作用:本品通过抑制血管 α_2 受体活性,抑制血管收缩,松弛平滑肌,能有效增加末梢血管和脑部缺氧组织的血流量,还能抑制血小板聚集,降低血液黏度,改善血液流动性,增强红细胞变形能力及滤过性。有弱钙拮抗作用及增加氧分压等作用。目前临床已用于治疗缺血性脑血管疾病、血管性痴呆及周围血管病等。

138 丁咯地尔用于治疗哪些疾病?

(1)治疗慢性脑血管供血不足引起的症状如眩晕,耳鸣,智力减退,记忆力或注意力减退,功能性痴呆,定向障碍等。

(2)治疗脑梗死。

139 如何服用丁咯地尔?

盐酸丁咯地尔,商品名有步复迈、活脑灵、艾泊金、世多泰等。口服剂型有片剂、胶囊，规格有每片(粒)100 毫克、150 毫克、300 毫克，缓释制剂多为 600 毫克。

近年，国家特别强调应用丁咯地尔必须考虑患者的肾功能情况！使用前必须进行肾功能检查，尤其是年龄超过 65 岁和体重不足 50 千克者。

具体使用方法：①肾功能正常者，每天 300～600 毫克，至少分 2 次服用。每天最多不可超过 600 毫克。②轻度和中度肾功能不全者(30 毫升/分钟＜肌酐清除率＜80 毫升/分钟)用量必须减半，每天 150 毫克，早晚各 1 次服用。每天用量不得超过 300 毫克。

140 服用丁咯地尔有哪些注意事项？

(1)对本品中任何成分过敏者禁用。

(2)孕妇(尤其是妊娠 3 个月的孕妇)、哺乳期妇女、分娩后的产妇、儿童慎用禁用。

(3)严重动脉出血、急性脑出血，并发上消化道出血禁用。

(4)低血压、严重肾功能不全(肌酐清除率＜30 毫升/分钟)的患者禁用。

(5)肝肾功能不全患者必须使用本品时应减少剂量或遵医嘱。

(6)肾功能检查：使用前应进行肾功能检查，尤其是年龄超过 65 岁和体重不足 50 千克的患者，肾功能正常者至少每年检查 1 次；肌酐清除率低于正常、65 岁以上和体重不足 50 千克患者至少每年 2 次。

(7)急性心肌梗死、心绞痛、甲亢、阵发性心动过速患者禁用。

(8)正在服用降压药患者慎用本品。

(9)丁咯地尔使用有一定的危险性，不能超过最大用量使用。

(10)本品可引起头晕、嗜睡等症状，驾驶员和操作机械者不宜使用本品。

(11)不应与丁咯地尔注射剂同时使用。

141 丁咯地尔有哪些不良反应？

(1)常见不良反应有胃肠道不适(胃灼热感、胃痛、恶心)、头痛、眩晕、嗜睡，失眠、心悸、肢体皮肤刺痛灼热感、皮肤瘙痒等。

(2)神经系统不良反应有痉挛、癫痫发作、肌阵挛等。

(3)心血管系统不良反应有心动过速、低血压、心律不齐、房颤、动脉高血压、尿量增加、血液循环停止等。

(4)罕有鼻出血和银屑病的报道。

142 如何处理误服或过量服用丁咯地尔？

在有意或意外过量用药的情况下，迅速(约 15 分钟)出现神经系统症状(癫痫发作/癫痫持续状态)，随后可能会出现心血管症状(窦性心动过速，低血压，严重室性心律失常，传导阻滞尤其是室性传导阻滞)，患者可能迅速发展成昏迷甚至血液循环停止。这些与抗抑郁药丙咪嗪用药过量的临床表现非常相似。患者应紧急送医院急救，按药物过量进行对症抢救治疗，给予辅助呼吸，并进行神经和心电图监护。

曲克芦丁(维脑路通)

143 曲克芦丁的药理作用是什么？

曲克芦丁是一半合成的黄酮类化合物，通过将天然芦丁羟乙基化而得。曲克芦丁能够抑制红细胞黏附和血小板的聚集，改善脑血流量和血液黏度，有效防止血栓形成，明显减轻脑梗死的神经功能缺损。同时能对抗 5-羟色胺、缓激肽、细菌毒素、氧自由基引起的血管损伤，增强毛细血管抵抗力，降低毛细血管通透性，保护内皮细胞；可提高血中氧含量和氧饱和度，保护缺氧状态下酶的活性，改善微循环，促进新血管生成以增进侧支循环，从而增加脑血流量，改善半暗带区域的血供，减轻周边区域的水肿，减少脑梗死的面积，是治疗脑梗死的有效药物。

144 曲克芦丁用于治疗哪些疾病？

临床主要用于缺血性脑血管病后遗症、闭塞综合征、血栓性静脉炎、动脉硬化、慢性静脉功能不全所致的静脉曲张等。最近几年国外把曲克芦丁应用于防治长途飞行引起的微血管病。

145 如何服用曲克芦丁？

曲克芦丁，中文别名羟乙基芦丁，常见的商品名为维脑路通。常用的口服剂型为片剂，规格为每片 60 毫克、100 毫克。

用法：口服：片剂，一次 120～180 毫克，一日 3 次。

146 服用曲克芦丁的注意事项有哪些？

(1)对曲克芦丁过敏者禁用。

(2)服用曲克芦丁应避免阳光直射、高温及过久站立，因可引起低血压及眩晕等。

(3)如已超过包装上所印的有效期，或者包装破损，或有损坏的痕迹，请不要服用。

(4)因曲克芦丁有引起出血的危险，故出血患者禁用。

(5)月经期妇女、有出血倾向者或正在使用抗凝药或抗血小板药物的患者慎用。

(6)妊娠及可能妊娠的妇女禁用。

147 曲克芦丁有哪些不良反应？

(1)偶见不良反应有恶心呕吐、发热、乏力、嗜睡、头痛、心慌心悸、排尿障碍等。严重的还有小脑出血、消化道出血、尿血、皮下出血等。

(2)偶见肝功能异常，如 ALT、AST、ALP、LDH 值升高。也可见肾功能异常，如尿素氮、肌酐、尿酸升高等。有时诱发哮喘发作。

(3)罕见的重症不良反应中以过敏反应及过敏性休克居多，表现是颜面及周身皮肤瘙痒，继之周身皮肤出现大片红色斑丘疹、荨麻疹，部分患者药疹同时伴胸闷、心慌、脉频、发热、头痛、头晕、头重感、眼花、失眠、胃痛、腹痛等不适，恶心、呕吐等其他反应。有的过敏反应表现在眼部，有双眼不适，瘙痒，流泪，睫状体充血，眼周围有荨麻疹伴痒感；还可表现为过敏性喉头水肿。

尼麦角林

148 尼麦角林的药理作用是什么？

尼麦角林为半合成的麦角生物碱，主要成分为麦角烟酸酯。尼麦角林具有较强的 α 肾上腺素阻滞作用和扩张血管的作用。通过抑制血管收缩交感神经的紧张度增加脑动脉的血流量，增加脑细胞对葡萄糖和氧的利用率。尼麦角林为钙拮抗剂，能抑制细胞内钙从钙库释放，也能抑制异常的钙离子内流，缓解细胞内钙离子的超负荷，从而对缺血所致的神经损伤有保护作用；对多巴胺和 5-羟色胺有激活的作用。同时还可以抑制血小板内的钙离子浓度升高，使血小板聚集性降低，防止血栓形成；又能降低血浆三酰甘油，防止胆固醇在血管壁的沉积，降压和对抗血管内皮细胞损伤，从而对抗动脉粥样硬化形成，对脑梗死有明显的防治作用。

149 尼麦角林用于治疗哪些疾病？

尼麦角林临床上用于：

(1)有头晕感的老年人；

(2)改善某些老年人脑梗塞后遗症、血管性痴呆等病理性智力减退的症状(反应迟钝、注意力不集中、记忆力衰退等)；

(3)用于慢性下肢动脉闭塞性动脉病引起的间歇性跛行的辅助治疗。

150 如何服用尼麦角林?

尼麦角林,别名麦角溴烟酯、瑟米恩,商品名有尼舒、富路通、乐喜林、凯尔等。口服的尼麦角林有片剂和胶囊剂两种剂型,规格有5毫克、10毫克、30毫克。

口服,1次,5～10毫克,1日3次。尼麦角林胶囊30毫克,1日1次,早晨服用。勿咀嚼。

对于服药时间,本药应饭前服用以增加吸收,或进餐时服用以减轻刺激。以温开水送服。连续给药足够的时间,至少6个月,之后由医生决定是否继续给药。

151 服用尼麦角林有哪些注意事项?

(1)对尼麦角林类药物过敏者禁用。

(2)急性出血或出血倾向、低血压、近期发生心肌梗死及严重心动过缓的患者禁用。

(3)本药不用于孕妇及哺乳期妇女。

(4)慎用于高尿酸血症的患者及有痛风史的患者。

(5)偶有暂时性的直立性低血压及眩晕发生,通常本品在治疗剂量时对血压无影响,但对敏感患者可能会逐渐降低血压。

(6)肾功能不全(血清肌酐>2毫克/升)的患者,应减少日剂量。

(7)用药期间禁止饮酒。

152 尼麦角林有哪些不良反应?

(1)血液系统:可抑制血小板聚集,降低血液黏滞度。

(2)心血管系统:可引起低血压伴昏厥和心动过缓,在胃肠外给药时更易发生。

(3)中枢神经系统:可引起中枢神经系统功能紊乱,包括出汗、睡眠障碍、晕厥、激动、嗜睡、头昏眼花、失眠、烦躁不安、面红和食欲增加等。大多数反应是轻微而短暂的。

(4)胃肠道:可引起恶心、腹泻、胃酸分泌增强和烧心感。

(5)泌尿、生殖系统:有引起射精困难的报道,这是已知的α受体阻滞药的不良反应之一。

(6)呼吸系统:长期使用麦角碱类药物如尼麦角林、双氢麦角汀或双氢麦角胺可引起胸膜、肺病变,如胸膜增厚或渗出。

(7)皮肤系统:可引起苔藓样皮疹、红斑和荨麻疹。

(8)其他:还可引起过敏反应和全身不适。

153 尼麦角林与其他药物联用时要注意什么?

(1)尼麦角林禁止与α受体或β受体阻滞药同时使用。因为本品可增强β受体阻滞药如普萘洛尔的心脏抑制作用。

(2)本药有一定的降压、抗血小板聚集作用,与抗凝药、抗血小板药或与抗高血压药同时使用时,应当注意监测出血、血压等,预防引起出血、低血压。

(3)大环内酯类抗生素可能增强本品的毒性作用,可能发生外周血管收缩,引起四肢缺血和紫绀。

(4)本品和硝酸酯类联用可能增强口服二氢麦角胺收缩血管的作用。

(5)人类免疫缺陷病毒蛋白酶抑制药类可能增强本品的药理作用及血浆浓度,可能发生麦角碱中毒。

(6)艾法韦仑类可能会增强本品的药理作用和毒性作用。

双氢麦角碱

154 双氢麦角碱的药理作用是什么？

双氢麦角毒碱药物系3种麦角碱双氢衍生物的等量混合物，为α受体阻断剂，能抑制血管紧张，使脑血管扩张。能直接作用于中枢多巴胺和5-羟色胺受体，改善神经递质功能，缓解血管痉挛，因而能增加脑血流量和对氧的利用，改善脑细胞代谢功能。

155 双氢麦角碱用于治疗哪些疾病？

(1)主要用于改善与老年化有关的精神退化的症状和体征(头晕、头痛、注意力不集中、记忆力减退、抑郁、疲劳感等症状)。

(2)急慢性脑血管病后遗的功能、智力减退的症状。

(3)轻中度血管性痴呆。

(4)血管性头痛。

注:此药以前用于急性缺血和出血性脑病、卒中后遗症、血管痉挛性头痛等脑血管疾病，目前主要用于痴呆疾病的治疗。

156 如何服用双氢麦角碱？

双氢麦角毒碱，中文别名甲磺酸二氢麦角碱、甲磺酸双氢麦角毒碱，商品名喜得镇、培磊能、依舒佳林、海务琴等。口服的剂型有片剂、胶囊，规格1毫克、2.5毫克。

口服:每次1～2毫克，每日3次，12周为1疗程。

1次1粒，1日2次，早晚餐时或饭前服用。

157 服用双氢麦角碱有哪些注意事项？

(1)对本品有过敏史者禁用。

(2)患急性、慢性精神疾病患者禁用。

(3)严重心脏病患者，特别是伴有低血压症、严重心动过缓者应禁用。

(4)孕妇不宜应用。

(5)严重肾功能减退者禁用。

(6)单独应用本品，敏感者可能会逐渐降低血压。因此一旦出现过量或血压下降，应立即停药，给予对症和支持治疗。本品可能增加降压药的作用，因此与降压药物合用应慎重。

(7)服药期间禁止饮酒。

158 双氢麦角碱有哪些不良反应？

双氢麦角毒碱的不良反应主要有轻度的胃痛、恶心、呕吐、食欲不振、舌下刺痛感、突然直立性血管舒张性阵热或头晕、头痛、潮红、眼花等，偶可发生鼻塞。以上不适可通过将本药与食物同服来防止。大多数病例不需要采取特别措施，副作用即可消失。必要时可调整剂量。

159 双氢麦角毒碱与其他药物联用时应注意什么？

(1)咖啡因可增强麦角碱的疗效。

(2)颠茄合剂、苯巴比妥可消除麦角胺所致的恶心、呕吐等不良反应。

(3)灭吐灵可增强麦角胺的吸收，提高疗效，两药可以常规联用。

(4)苯丙胺不宜与麦角碱联用。

(5)避免与吩噻嗪类和降压药合用。

(6)多巴胺与双氢麦角碱联合应用时，可诱导周围血管痉挛，特别是肢体远端血管收缩。一般要禁止两药联用。

己酮可可碱

160 己酮可可碱的药理作用是什么?

己酮可可碱为黄嘌呤类衍生物,为非特异性外周血管扩张药。其代谢产物有改善微循环、降低血黏度、增加周围血管微循环和组织携氧能力;改善白细胞和红细胞变形能力,抑制中性粒细胞黏附激活能力,从而改善脑及四肢的血液循环。

161 己酮可可碱用于治疗哪些疾病?

适用于脑血管障碍和脑卒中后引起的后遗症,伴有间歇性跛行的慢性闭塞性脉管炎,血管性头痛。也可用于血管性痴呆的预防和治疗。

162 如何服用己酮可可碱?

己酮可可碱,口服药物为缓释片、肠溶片,商品名有舒安灵、瑞潘通等,规格为 100 毫克、400 毫克。

肠溶片,1 次 100～400 毫克,1 日 3 次,餐后温水送服。

缓释片,1 次 400 毫克,每日 1 次,每日最大给药剂量为 3 片,餐后用适量温水,完整送服,不可嚼碎。

163 使用己酮可可碱有哪些注意事项?

(1)对己酮可可碱类药物过敏者禁用。

(2)急性心肌梗死、严重冠状动脉硬化、严重高血压或低血压患者禁用。

(3)有出血倾向或近日有出血史者不宜应用。

(4)孕妇禁用。

(5)此药能刺激胰岛素释放，对于应用胰岛素治疗或口服降糖药物的患者应注意观察。

(6)在应用华法林的患者中合用此药应减少剂量。

(7)驾驶员及从事机器操作的人员，慎用。

(8)用药期间出现视网膜出血、严重低血压的病人，应立即停药。

164 己酮可可碱有哪些不良反应？

(1)常见的不良反应为胃肠道症状，如恶心、呕吐、消化不良、胀气、腹痛、腹泻等。

(2)偶见头晕、头痛、颜面潮红及心悸等。

(3)罕见的不良反应有血压降低、心绞痛、心率失常、呼吸不规则、水肿；其他有皮肤血管性水肿、皮疹、指甲发亮，视力模糊、结膜炎、中央盲点扩大，味觉减退、唾液增多，白细胞减少、血小板减少、出血，肌肉酸痛，颈部腺体肿大和体重改变等。

(4)高剂量时此药有黄嘌呤衍生物的中枢神经系统兴奋特性，可引起焦虑、神经质、激越、震颤和失眠，甚至抽搐。个别报道可引起音乐性幻觉、干扰睡眠等。

165 己酮可可碱与其他药物联用时应注意什么？

(1)本品可增强降压药、降糖药及抗凝药的药理作用。

(2)己酮可可碱能增加茶碱的血药浓度，两药联用时己酮可可碱的不良反应也增加。

(3)钙通道阻滞剂治疗雷诺病与己酮可可碱有协同作用。

(4)地塞米松治疗淤积性下肢溃疡时与己酮可可碱有协同作用。

(5)己酮可可碱可增强两性霉素 B 的抗真菌作用并抑制其肾毒性。

(6)烟酰胺与己酮可可碱联用可提高肿瘤对放疗的敏感性。

(7)己酮可可碱及其衍生物可增加烷化剂、顺铂、氮芥以及放疗的抗肿瘤效果。

长春西汀

166 长春西汀的药理作用有哪些？

长春西汀是生物碱长春胺的合成衍生物，是目前临床治疗和预防缺血性脑血管疾病的常用药物。它能抑制磷酸二酯酶活性，选择性地增加脑血流量，此外还能抑制血小板凝集，降低人体血液黏度，增加红细胞变形能力，改善血液流动性和微循环，促进脑组织摄取葡萄糖，增加脑耗氧量，改善脑代谢；防止脑细胞兴奋中毒性死亡（兴奋性氨基酸导致的过度受体兴奋）；减轻脑缺氧损害，保护神经元；增强长期和短期记忆；减轻衰老性脑功能障碍；清除动脉粥样硬化斑块。

167 长春西汀用于治疗哪些疾病？

临床适用于脑栓塞后遗症，脑出血后遗症，脑动脉硬化症所引起的记忆障碍、眩晕、头痛、失语、抑郁症、四肢麻木等。

168 如何服用长春西汀？

长春西汀片，商品名有多力康等。口服制剂为片剂，规格每片5毫克、10毫克。

口服，1次5～10毫克，1日3次。饭后服用。

169 服用长春西汀时,有哪些注意事项?

(1)已知对本品中任何成分过敏者禁用。

(2)颅内出血后尚未完全止血者禁用。

(3)妊娠和哺乳期妇女禁用。哺乳期妇女必须使用时应停止哺乳。

(4)严重缺血性心脏病、严重心律失常者禁用。

(5)长期用药应注意检查血象变化。

(6)在使用期限内,一旦开封,应尽快使用。

170 长春西汀有哪些不良反应?

(1)有时可出现皮疹、荨麻疹、过敏症状,此时应停药。

(2)有时可出现腹痛、腹泻、食欲不振等症状。

(3)头昏、颜面潮红、血压轻度下降、心动过速等偶有发生。

(4)有时出现白细胞减少,GOT、GPT、γ-GTP、ALP、血尿素氮升高等。

171 长春西汀与其他药物联用时应注意什么?

本品不能与肝素同时应用,用药后可能出现轻度血压降低、心动过速等副作用。

长春胺

172 长春胺的药理作用是什么?

长春胺为夹竹桃科植物小曼长春花中提取的一种吲哚类生物碱,具有脑血管扩张作用。能维持或恢复脑血管的生理性扩张,增加缺血区的正常脑血流量，提高脑对血氧的利用率，改善缺氧脑组织的代谢。

173 长春胺适用于哪些人群？

长春胺缓释胶囊适用于治疗：

(1)脑卒中后遗症、脑动脉硬化症、血管性认知功能障碍、衰老期心理行为障碍(如警觉性和记忆力丧失、头晕、耳鸣、时间与空间定向力障碍、失眠)。

(2)脑外伤后综合征的治疗。

(3)治疗缺血性视网膜病变。

(4)治疗耳蜗前庭疾病。

174 如何服用长春胺？

长春胺缓释胶囊，商品名为奥勃兰，胶囊制剂，每粒 30 毫克。口服，1 次 1 粒，1 日 2 次，早、晚各服 1 粒，最好饭后服用。

175 服用长春胺有哪些注意事项？

(1)对本品过敏者禁用。

(2)颅内高压患者禁用。

(3)孕妇或哺乳期妇女禁用。

(4)本品不具有长期抗高血压作用，因此不能代替抗高血压治疗。

(5)心律失常或低血钾患者慎用。

176 长春胺有哪些不良反应？

不良反应可见恶心、呕吐、腹痛、腹泻、便秘、失明、荨麻疹等。

倍他司汀(培他啶)

177 倍他司汀的药理作用是什么?

倍他司汀片对内耳循环障碍有改善作用,增加内耳循环血流量;消除内淋巴水肿,促进内耳液的分泌和吸收;改善脑内血流量。

178 倍他司汀用于治疗哪些疾病?

主要用于眩晕症如美尼尔综合征,血管性头痛及脑动脉硬化,还可用于治疗急性缺血性脑血管疾病,如脑血栓、脑栓塞、一过性脑供血不足等;高血压所致直立性眩晕、耳鸣等用之亦有效。

179 如何服用倍他司汀?

倍他司汀,别名有盐酸倍他司汀、甲磺酸倍他司汀、抗眩啶,常见商品名培他啶、敏使朗、西其汀等。口服制剂有片剂、口服液,片剂规格有4毫克、5毫克、6毫克(甲磺酸倍他司汀);口服液规格1支10毫升,含量为20毫克。

通常成人一次1～2片(甲磺酸倍他司汀一次量6～12毫克),1日3次,每日最大量不得超过48毫克。一般饭后口服。

180 服用倍他司汀有哪些注意事项?

(1)禁用于对本品任一成分有过敏史的患者。

(2)妊娠及哺乳期妇女慎用。

(3)由于本品具有组胺样作用,有消化性溃疡史和活动期消化性溃疡、支气管哮喘、肾上腺髓质瘤者慎用。

(4)勿与组胺类药物配用。

181 倍他司汀有哪些不良反应?

(1)服用本品偶有口干、食欲缺乏、恶心、呕吐、胃部不适、心悸等。

(2)个别病例偶有恶心、头晕、头胀、出汗等,一般不影响继续服药。

(3)偶见出血性膀胱炎、发热。

(4)偶可出现过敏反应,如皮疹、皮肤瘙痒等。

第六章

改善脑代谢、促智药物

吡拉西坦片(脑复康)

182 吡拉西坦的药理作用是什么?

吡拉西坦属于 γ-氨基丁酸的环形衍生物。它影响胆碱能神经原兴奋传递,促进乙酰胆碱合成。此外,还可以增加多巴胺的释放,增加记忆能力。能够抵抗物理因素、化学因素所致的脑功能损害,促进脑内代谢,改善学习、记忆和回忆能力;可以改善由缺氧造成的逆行性遗忘。

183 吡拉西坦适用于哪些人群?

吡拉西坦临床主要适用于急慢性脑血管病、脑外伤、各种中毒性脑病等多种原因所致的记忆减退及轻、中度脑功能障碍的病人。也可用于儿童智能发育迟缓者。

184 如何服用吡拉西坦?

吡拉西坦,常见的商品名为脑复康。常用的口服药为片剂,每片

0.4克。

口服1次0.8～1.6克(2～4片),1日3次,4～8周为1疗程。儿童用量减半。

185 服用吡拉西坦有哪些注意事项?

(1)对本品过敏者禁用。

(2)本品易通过胎盘屏障,故孕妇禁用;哺乳期妇女用药指征尚不明确。

(3)锥体外系疾病,Huntington舞蹈症(是一种遗传性脑病,症状表现为舞蹈性运动以及认知和行为障碍)者禁用本品,以免加重症状。

(4)肝肾功能障碍者慎用并应适当减少剂量。

(5)本品与华法林联合应用时,可延长凝血酶原时间,可诱导血小板聚集的抑制。在接受抗凝治疗的患者中,同时应用吡拉西坦时应特别注意凝血时间,防止出血危险,并调整抗凝治疗的药物剂量和用法。

(6)新生儿禁用。

186 吡拉西坦片有哪些不良反应?

(1)消化道不良反应常见有恶心、腹部不适、纳差、腹胀、腹痛等,症状的轻重与服药剂量直接相关。

(2)中枢神经系统不良反应包括兴奋、易激动、头晕、头痛和失眠等,但症状轻微,且与服用剂量大小无关。停药后以上症状消失。

(3)偶见轻度肝功能损害,表现为轻度转氨酶升高,但与药物剂量无关。

茴拉西坦

187 茴拉西坦的药理作用是什么?

茴拉西坦属于脑功能改善药。本品能通过血脑屏障,选择性作用于中枢神经系统。动物实验证明:本品对正常大鼠辨别学习的记忆再现过程有良好的促进作用,能对抗缺氧引起的记忆减退,能有效改善某些原因引起的记忆障碍。

188 茴拉西坦适用于哪些人群?

适用于脑血管病后的记忆减退及中、老年人群的记忆减退。

临床用于脑供血不足和认知损害。在日本被推荐用于脑梗死后抑郁和焦虑。

189 如何服用茴拉西坦?

茴拉西坦,商品名有益灵舒、欣坦、顺坦、忆立福等,剂型有片剂、胶囊、颗粒。规格有 0.1 克、0.2 克。

常用剂量为:70 岁以上老人,1 次 0.1 克,1 日 3 次;70 岁以下老人,每次 0.2 克,1 日 3 次。安全使用范围 0.3~1.8 克/天。

饭后服用。温开水送服。疗程 1~2 个月或遵医嘱。根据病情和药后反应,用量和疗程可酌情增减。

190 服用茴拉西坦有哪些注意事项?

(1)对本品过敏或对其他吡咯烷酮类药物不能耐受者禁用。

(2)孕妇慎用。

(3)严重肝肾功能异常者,减量、慎用或禁用。

(4)出现焦虑不安、激动或失眠的病人,宜在每日早晨一次给药。

(5)茴拉西坦将加重 Huntington 舞蹈病患者的症状。禁用于 Huntington 舞蹈病患者的记忆减退。

(6)第一次服药或剂量增加时,如果感到头重脚轻或晕眩,请立即咨询医师。

191 茴拉西坦有哪些不良反应?

(1)常见口干、厌食、便秘,但这些症状均可在停药后消失。

(2)偶见有全身皮疹的报道。

(3)少数患者服药后主诉头昏,偶有兴奋、躁动,但以嗜睡较为多见。

(4)极罕见:轻度肝、肾功能损害,表现为尿肌酐升高,ALP、AKP 的轻度增加。

复方阿米三嗪、阿米三嗪萝巴新片(都可喜)

192 复方阿米三嗪适用于哪些人群?

复方阿米三嗪主要适用于:

(1)老年人群中有认知和慢性感觉神经损害的有关症状(不包括阿尔茨海默病和其他类型的痴呆)的;

(2)血管源性视觉损害和视野障碍人群的辅助治疗;

(3)血管源性听觉损害、眩晕和(或)耳鸣人群的辅助治疗。

193 如何服用复方阿米三嗪?

复方阿米三嗪,又名阿米三嗪萝巴新片,商品名有都可喜(甲磺酸阿米三嗪萝巴新片)、福里衡等。片剂，每片含二甲磺酸阿米三嗪 30 毫克、萝巴新 10 毫克。

口服每次 1 片，1 日 2 次，早晚餐后服用，每天不可以超过 2 片；用半杯水整片吞服且不要嚼碎。维持剂量 1 次 1 片，1 日 1 次。

194 服用复方阿米三嗪有哪些注意事项？

(1)对其中任何一种成分过敏者禁用。

(2)严重肝功能损害者禁用。

(3)周围神经病变及具有周围神经病变病史者禁用。

(4)本药品不应与含有阿米三嗪的其他制剂同时使用，并且每天的剂量不得超过 2 片。

(5)由于该药含有乳糖，故禁用于先天性半乳糖血症，葡萄糖和半乳糖吸收障碍综合征或缺乏乳糖酶的患者。

(6)本药品不推荐在妊娠和哺乳期间使用。

(7)由于嗜睡和头晕的发生，驾驶和操作机械可能有危险，驾驶员和机械操作员慎用。

(8)当下肢出现或持续存在感觉异常和(或)无法解释的体重减轻超过 5%时，应停止治疗。

(9)本药品的使用不能代替高血压的特殊治疗。

(10)忌与单胺氧化酶抑制剂(如治疗抑郁症的苯乙肼、苯环丙胺、托洛沙酮、德弗罗沙酮，治疗帕金森病的司立吉兰，治疗高血压的优降宁，抗菌药物呋喃唑酮、灰黄霉素、异烟肼，值得注意的是，某些中药也有单胺氧化酶抑制作用，如靛红、鹿茸、山楂、何首乌等)及含阿米三嗪的其他药物联合应用。

195 复方阿米三嗪有哪些不良反应？

(1)体重减轻，周围神经病变，恶心、上腹部沉闷或烧灼感、消化不良、排空障碍，失眠、嗜睡、激动、焦虑、头晕、心悸。

(2)由于片剂中含有甘油，可能出现头痛、胃肠不适、腹泻。由于片剂中含有胭脂红 A(E124)，可能出现过敏反应。

(3)药物过量，可能的症状为心跳过速伴有低血压；呼吸急促伴有呼吸性碱中毒。应该立即就诊，排空胃内容物，监测生命体征。

石杉碱甲(哈伯因)

196 石杉碱甲的药理作用是什么?

石杉碱甲属于中枢神经系统用药。本品为胆碱酯酶抑制剂，对真性胆碱酯酶具有选择性抑制作用，抑制方式为竞争性和非竞争性的混合型抑制，与单纯竞争性抑制剂有显著不同；易通过血脑屏障。具有促进记忆再现和增强记忆保持的作用。

197 石杉碱钾适用于哪些人群?

本品适用于：

(1)有良性记忆障碍的人群，可提高患者指向记忆、联想学习、图像回忆、无意义图形再认及人像回忆等能力。

(2)对痴呆患者和脑器质性病变引起的记忆障碍亦有改善作用。

198 如何服用石杉碱钾? 服用石杉碱钾有哪些注意事项?

石杉碱钾，商品名亮邦、双益平、哈伯因等。剂型有胶囊、片剂，规格 50 微克。

1 次 0.1～0.2 毫克，1 日 2 次，1 日量最多不超过 0.45 毫克。餐后温开水送服。本品一般需服用 1～2 个月，注意遵医嘱疗程服用。

服用石杉碱甲要注意：

(1)对石杉碱甲类药物过敏者禁用。

(2)癫痫、严重肾功能不全、机械性肠梗阻、尿路梗阻、心绞痛、严重心动过缓、低血压、支气管哮喘等患者禁用。

(3)孕妇慎用。

(4)本品为可逆性胆碱酯酶抑制剂,其用量有个体差异,一般应从小剂量开始,逐渐增量。

199 石杉碱钾有哪些不良反应?

一般无严重不良反应,剂量过大时可引起头晕、嗜睡、口干、恶心、出汗、胃肠道不适、视力模糊、乏力等反应,一般可自行消失,反应明显时减量、停药后缓解、消失。

个别病人可有心率减慢,故心动过缓者禁用。

第七章

调脂药物

200 为什么脑卒中及高危人群要用他汀类药物？

有研究表明，血清胆固醇水平高于240mg/dl，卒中复发的危险性增加。因此在首次卒中发生后需积极监控血脂水平，并进行饮食控制和药物治疗等干预措施，使患者的血脂水平稳定在理想的范围内。药物首选他汀类以减少冠心病发生危险而间接降低心脏源性栓塞的再发风险。目前，他汀类已经作为脑卒中一级及二级预防的重要药物，它和抗血小板聚集药物、降压药物并称为脑卒中二级预防的“三大药物”。

201 常用的他汀类调脂药物有哪些？适用于什么样的人群？

他汀类药物是最为经典和有效的调脂药物，广泛应用于高脂血症的治疗。由于都有最后一个词缀 tatin 音译为“他汀”，故称为他汀类药物。目前临床上常用的他汀类调脂药物主要有阿托伐他汀、辛伐他汀、氟伐他汀、普伐他汀、洛伐他汀、罗伐他汀和匹伐他汀等。

另外，我国研制的中药“血脂康”胶囊、“脂必妥(片、胶囊)”，主要含有洛伐他汀及他汀同系物，因此也可列入他汀类。

这类药物主要适用于高胆固醇血症、低密度脂蛋白胆固醇升高、高密度脂蛋白胆固醇下降的血脂异常人群，对轻、中度高甘油三酯血症的人群也有一定的疗效。此外，这类药物还具有稳定内皮细胞功能、抗炎、抗血栓和稳定动脉粥样硬化斑块的调脂以外的作用。

202 服用各种他汀类药物的剂量是多少？

各药物的剂量要求如下：

①阿托伐他汀，别名阿托伐他汀钙，商品名立普妥(lipitor)、阿乐、尤佳等。常用起始剂量为 10 毫克，每日 1 次。最大剂量为 80 毫克，每日 1 次。

②辛伐他汀，商品名舒降之、辛可、新达苏、理舒达等。常用起始剂量为 5～10 毫克，每日 1 次。最大剂量为 40 毫克，每日 1 次。

③罗伐他汀，又名瑞舒伐他汀钙片，商品名可定、克立司脱等。常用起始剂量为 5 毫克，每日 1 次。罗伐他汀每日最大剂量为 20 毫克。

④氟伐他汀，氟伐他汀钠胶囊，商品名来适可(lescol)等。常规推荐剂量为 20 毫克或 40 毫克，每日 1 次。胆固醇极高或对药物反应不佳者，可增加剂量至 40 毫克，每日 2 次。

⑤普伐他汀，商品名普拉固、美百乐镇、福他宁、富利他之等。成人开始剂量 10～20 毫克，每日 1 次，每日最高剂量 40 毫克。

⑥洛伐他汀，商品名艾乐汀、俊宁、美降之、美调脂、罗华宁、洛特、洛之特、明维欣等。成人开始剂量 10～20 毫克，每日 1 次，每日最高剂量 80 毫克。

⑦匹伐他汀钙，商品名冠爽、利维乐、力清之等。成人开始剂量 1～2 毫克，每日 1 次，每日最高剂量 4 毫克。

203 为什么他汀类药物宜晚上服用？

他汀类药物的服药时间宜在晚上，这样可以获得最好的调脂效果。有人比较了不同时间服药的疗效，观察到服用相同剂量的他汀类药物，晚上服药所产生的胆固醇降低幅度较白天服药大。这是因为人体合成胆固醇在夜间最活跃，而他汀类主要是通过限制胆固醇的合成起作用的，因此晚上服用效果最好。

204 他汀类药物的起效时间是多少？如何调整剂量？

他汀类药物一般治疗 2 周内可见疗效，治疗 4～6 周内可见最大疗效，低密度脂蛋白胆固醇就可以稳定下降。所以，剂量调整时间间隔应为 4 周或更长，在服药 1 个月后，可复查血脂，了解血脂是否达标。若已达标，可按原剂量继续服用；若尚未达标，则常需调整剂量，或考虑合用其他调脂药物。当然，这应在医生指导下进行，根据病情再调整剂量，以便血脂长期维持在理想水平。如果盲目增大剂量，其调脂效果并不一定明显提高，反而增加副作用。

205 哪些患者应禁用、慎用他汀类药物？

(1)对于本类药物所含的任何成分过敏者，应禁用。

(2)有活动性肝病、血清转氨酶持续升高超过正常上限 3 倍且原因不明者，应禁用本类药物。

(3)禁用于孕期、哺乳期及任何未采取适当避孕措施的育龄妇女。

(4)过量饮酒，曾有肝脏疾病史、肌肉疼痛病史的患者使用时，应慎用。

206 他汀类药物有哪些不良反应？

同其他药物一样，他汀类药物总体不良反应发生率不高，但个别患者服用他汀类药物后也有各种不良反应：

(1)胃肠道反应：他汀类药物用药期间少数患者可出现恶心、呕吐、食欲减退、腹胀等消化系统症状，症状多与用药剂量有关。多为轻度，药物减量或停用或继续用药一段时间后，消化道症状可减轻或消失。

(2)肝脏损害：他汀类药物主要通过肝脏细胞 CYP4503A4 代谢，可导致剂量依赖性、无症状的转氨酶升高。可产生肝毒性。多发生在开始用药后的 3 个月内。如服药后有肝酶升高应查找原因，未达正常上限的

3倍不需要立即停药，但需在近期复查肝功能，并服用保肝药物。如果持续升高大于正常上限的3倍应停药，停药后肝功能损害尚可逆。但要检测肝功能至恢复正常。他汀类药物引起肝衰竭临床罕见。

(3)神经系统症状：他汀类药物引起神经系统变化较少见，可出现头痛、失眠、健忘、视觉障碍、眩晕、感觉异常、感觉迟钝、衰弱、疲劳、味觉障碍、视觉障碍、耳鸣、听力受损等。

(4)肌肉肌病：他汀类药物治疗期间可能引起的肌病中最常见的为肌痛，指肌肉疼痛或肌无力，其肌酸激酶(CK)正常。严重的不良反应是肌炎，定义为肌肉疼痛、无力。以四肢近端肌肉明显，伴CK升高，若CK>10倍以上，则表明发生了横纹肌溶解症。肌肉症状不能耐受者无论CK水平如何。均应停用他汀类药物。CK增高但无肌无力症状者可进行临床观察，但CK>5倍以上应停用他汀类药物，及时停药后肌病还是可以逆转的。一旦发生横纹肌溶解症病情凶险，可出现急性肾功能不全、酸碱失衡、电解质紊乱、DIC、休克等，处理上除立即停药外，还需要补充血容量、利尿，增加肾小球滤过率，如进行性肾功能不全，则需要血液透析治疗。

(5)其他不良反应有：变态反应、皮疹、瘙痒、外周水肿、血小板减少症、脱发、高血糖症、低血糖症、胰腺炎、阳痿、男子乳腺发育、体重增加等。

为避免严重不良反应，需要定期检测肝功能、CK、血脂水平，首次服用他汀类药物后1个月检查1次，其后每2～3个月检查1次。若降至理想水平并得以保持，则半年至1年检查1次。

207 如何预防他汀类药物的不良反应？

为了预防他汀类药物相关不良反应的发生，应减少或者避免下列的危险因素：

①高龄(尤其大于80岁)患者，女性多见；

②体型瘦小、虚弱；

③多系统疾病(如慢性肾功能不全，尤其是糖尿病所致的慢性肾功能不全)；

④围手术期；

⑤剂量过大；

⑥合用下类特殊的药物或饮食，如贝特类（尤其是吉非贝齐）、烟酸（罕见）、环孢菌素、吡咯类抗真菌药、红霉素、克拉霉素、奈法唑酮（抗抑郁药）、维拉帕米、胺碘酮和大量西柚汁及酗酒（疾病的非独立易患因素）。

必须合用时，可考虑降低他汀类药物的剂量，或改用其他无或很少相互作用的同类药物。例如用罗红霉素、阿奇霉素替代红霉素、克拉霉素；用特比萘芬替代酮康唑、伊曲康唑；用帕罗西汀、文拉法辛、米氮平替代氟西汀、氟伏沙明、奈法唑酮和舍曲林。用法莫替丁、雷尼替丁替代西咪替丁等。

当必须使用红霉素、克拉霉素等进行短期治疗时，可结合临床暂时停用辛伐他汀或阿托伐他汀。同时建议对这些患者进行适当的临床监测。

208 他汀类调脂药物不宜与哪些药物一起应用？

在他汀类药物的不良反应中，有 1/2 以上是由他汀类药物相互作用所致。了解他汀类药物与其他药物的相互作用，合理选用同类药品，有助于避免严重不良反应事件的发生。

（1）环孢菌素、秋水仙碱、地尔硫䓬、维拉帕米、克拉霉素、红霉素、咪唑类抗真菌药、苯妥英钠、苯巴比妥、利福平、曲格列酮：在应用他汀类药物治疗期间，与上述药物合用可增加发生肌病的危险性，极罕见情况下，可导致横纹肌溶解、肌红蛋白尿，继发肾功能不全。应权衡利弊评价风险，在医师的指导下应用。

（2）华法林：合用时凝血酶原时间在最初几天内轻度下降，2 周左右恢复正常。服用华法林的患者加服本药物时应严密监测。

（3）与其他的调脂药物联合使用时

①烟酸：据报道，烟酸与洛伐他汀、普伐他汀、辛伐他汀可发生药物相互作用导致横纹肌溶解，特别是烟酸每天剂量≥1 克合用时，发生肌病的危险性增大。而阿托伐他汀、氟伐他汀与烟酸无相互作用。

②依哲麦布：合用可能增加肌病的危险性。

③吉非贝齐:单独应用贝特类药物有时与肌病的发生有关,与阿托伐他汀合用,发生肌病的危险性可能增加。

④考来替泊(消胆胺):合用时,阿托伐他汀及其活性代谢产物的血浆浓度下降。但二药合用的调脂效果可能增强。

(4)口服避孕药:合用时炔诺酮和乙炔雌二醇的血浆浓度增高。选用口服避孕药时应注意其浓度增高。

(5)柚子:影响阿托伐他汀及其代谢产物活性,建议服用阿托伐他汀患者不应同时食用柚子或摄入大量柚子汁。

209 服用他汀类药应注意些什么?

服用他汀类药的注意事项,有一些是普遍性的,如先看药物说明书、药物的生产日期和保质期,妥善保管好药物等。另外,还必须要重视:

(1)了解患病情况。是否合并有肝肾功能不全、甲状腺功能减退症等其他疾病;是否合用其他药物,如贝特类调脂药、烟酸、环孢霉素、抗真菌药、红霉素和克拉霉素、维拉帕米、胺碘酮等;是否酗酒,大量饮用柚子汁;是否刚做了大手术;是否有药物说明书上所列的禁忌证;是否已将上述情况告诉了医生。有这些情况并非就绝对不能服用他汀类,但有增加发生副作用的危险,应请医生根据病情选用。

(2)肝脏损害是他汀类调脂药最常见的副作用之一,开始治疗前应做肝功检查并定期复查。患者出现任何提示有肝脏损害的症状或体征时应检查肝功能。转氨酶水平升高的患者应加以监测直至恢复正常。如果转氨酶持续升高超过正常值 3 倍以上,建议减量或停用。

(3)他汀类调脂药常见的副作用还可能影响骨骼肌,引起肌痛、肌炎和肌病,可能进展为威胁生命的横纹肌溶解症。在开始他汀类调脂前,需抽血化验肌酸激酶,了解基础值,并保管好化验单。

应嘱咐患者及时报告原因不明的肌肉疼痛、抽筋、不适或无力,棕褐色小便等。一旦有这些情况,提示有发生肌病的可能,应当引起重视,立即看医生,抽血化验肌酸激酶,再与上次的化验值进行对比,决定处理。

210 各种他汀类调脂药有什么区别?

(1)洛伐他汀,系第1代产品,下降血中胆固醇的强度与普伐他汀相似,副作用较明显,但价格低廉。

(2)辛伐他汀,系第2代产品。它下降血中胆固醇的强度较洛伐他汀强,可用于治疗伴有心绞痛的高胆固醇血症的病人。值得注意的是辛伐他汀不宜与四氢萘酚类钙通道阻滞剂米贝地尔适用。

(3)普伐他汀,系第2代产品。它降低胆固醇、甘油三酯的临床效果较好,除降胆固醇外,还有抗炎作用,可用于急性冠脉综合征早期。

(4)氟伐他汀,第3代产品。在各种他汀类药物之中,氟伐他汀的风险最低。这是因为氟伐他汀主要通过CYP2C9进行代谢(而辛伐他汀、阿托伐他汀、洛伐他汀等是通过CYP3A4代谢的),该酶较少受到环孢菌素以及贝特类药物、烟酸、钙离子拮抗剂、氯吡格雷、地高辛等常用心血管药物的影响,因此氟伐他汀与上述药物相互作用较少,联合应用有更好的安全性。患者不能达到血脂控制目标而需要增加他汀类药物剂量时,氟伐他汀将会是一个有效且安全的选择。另外,它还有抑制血小板聚集和改善胰岛素抵抗的作用。

(5)阿托伐他汀,第3代产品。它是一种新合成的他汀类调脂药物,副作用较小,与其他他汀类药物相比,在与其他类调脂药物联合应用时,其不良反应的发生率最低;而且调脂作用较强,用小剂量的阿托伐他汀,即能显著下降血中胆固醇的浓度。在降低胆固醇、甘油三酯的临床效果方面,阿托伐他汀优于普伐他汀。

(6)罗伐他汀(瑞舒伐他汀),第3代产品。与现有的其他他汀类药物不同的是,它在各种剂量下都能显著升高高密度脂蛋白胆固醇水平;能更大幅度地降低低密度脂蛋白胆固醇水平,能使更多患者的低密度脂蛋白胆固醇水平达到控制目标。

与普伐他汀一样,罗伐他汀不经过肝脏P450细胞色素酶系统氧化代谢,可用于肝功能不好的冠心病患者。

(7)匹伐他汀,是第3代他汀类药物,具有高效(1毫克起效)、安全(不与其他常规药物竞争代谢)等特点,是目前调脂疗效最强的药物,与罗伐他汀并称为“超级他汀”。

上述这些药物的调脂作用和安全性等彼此之间并无非常显著的差别，但各自的用量、效价比则有不同，患者需请医生根据病情选用。

其他的调脂药物——维生素 E 烟酸酯

211 维生素 E 烟酸酯的药理作用是什么？

维生素 E 烟酸酯是维生素 E 和烟酸酯的合成物，维生素 E 烟酸酯具有二者的共同作用，且作用得到协同。维生素 E 属于抗氧化物，可结合饮食中的硒，防止膜及其他细胞结构的多价不饱和脂肪酸受自由基损伤；保护红细胞免于溶血，保护神经与肌肉免受氧自由基损伤，维持神经、肌肉的正常发育与功能。亦可能为某些酶系统的辅助因子。烟酸为组织呼吸的氧化作用和糖原分解所必需，可减低辅酶 A 的利用；通过抑制极低密度脂蛋白(VLDL)的合成而影响血中胆固醇的运载。二者组合具有扩张血管、促进血液循环、持续稳定地增加血流量的作用，并能促进胆固醇的合成。

212 维生素 E 烟酸酯用于治疗哪些疾病？

适用于动脉硬化、脑震荡即轻微脑挫伤和脑外伤后遗症、头晕头痛、中心性视网膜炎等血管障碍性疾病。

213 如何服用维生素 E 烟酸酯？

维生素 E 烟酸酯，又名烟酸维生素 E，商品名威尔克、威尔新。胶囊制剂，每粒 0.1 克。

口服，每次 0.1～0.2 克，每日 3 次，饭后服用。

214 服用维生素 E 烟酸酯有哪些注意事项？

(1)对诊断的干扰，可出现尿糖假阳性。

(2)下列情况慎用：动脉出血、糖尿病(烟酸用量大可影响糖耐量)、青光眼、痛风、高尿酸血症、肝病、溃疡病(用量大可引起溃疡活动)、低血压等。

(3)给药过程中应注意检查肝功能、血糖。

215 维生素 E 烟酸酯有哪些不良反应？

(1)大量烟酸可导致腹泻、头晕、乏力、皮肤干燥、瘙痒、眼干燥、恶心呕吐、胃痛等。

(2)偶尔大剂量应用烟酸可致高血糖、高尿酸、心律失常、肝毒性等。

216 维生素 E 烟酸酯与其他药物联用时要注意什么？

(1)大量氢氧化铝可使小肠上段的胆酸沉淀，降低脂溶性维生素 E 的吸收。

(2)避免香豆素及其衍生物与大量维生素 E 同用，以防止低凝血酶原血症发生。

(3)降血脂药考来烯胺和考来替泊，矿物油及硫糖铝等药物可干扰维生素 E 的吸收。

(4)缺铁性贫血补铁时对维生素 E 的需要量增加。

(5)维生素 E 可促进维生素 A 的吸收，使肝内维生素 A 的贮存和利用增加，降低维生素 A 中毒的发生；但超量时可减少维生素 A 的体内贮存。

(6)异烟肼可阻止烟酸与辅酶 I 结合，而致烟酸缺少。

(7)烟酸与胍乙啶等肾上腺素受体阻滞型抗高血压药合用，其血管扩张作用协同增强，并可产生直立性低血压。

第八章

脑血管病常用中成药

217 中医药能治疗脑血管病吗?

国内越来越多的脑血管患者在服用中成药或中草药,事实表明了中药能治疗脑血管病。动物实验已经显示一些中药单成分或者多种药物组合如丹参、川芎嗪、三七、葛根素、银杏叶制剂等可以降低血小板聚集、抗凝、改善脑血流、降低血黏滞度,预防血栓形成,促进血栓溶解;降血脂;通过抗氧自由基损害等多向性和多靶点的治疗途径治疗脑血管病。临床经验也显示对中医中药缺血性卒中的预后有帮助。

218 中医是如何认识脑血管病的?

脑血管病以发病状态、病程分为急性、慢性。急性脑血管病,中医称之为"中风",是由于这个病来势较快,病势险恶,进展快,病情变化多端,患病犹如自然界的风一样疾速,"善行多变"。慢性脑血管病多类属于中医的眩晕、头痛、痴呆、健忘、颤证等范畴。

中医的病因学说是辨证求因,将导致疾病的原因概括为两大类,即外感与内伤。从脑血管病的发病来看,其病因多系内伤,即年老体衰,饮食、情志、劳倦内伤,久病耗损等。

(1)年老体衰、久病积损:"年四十而阴气自半,起居衰矣"。年老体弱,或久病气血亏损,脑脉失养。气虚则运血无力,血流不畅,而致脑脉瘀滞不通;阴血亏虚则阴不制阳,内风动越,携痰浊、瘀血上扰清窍,突发本病。正如《景岳全书·非风》所说:"卒倒多由昏愦,本皆内伤积损颓败而然。"或肾中精气不足,不能生髓,髓海空虚,髓减脑消,则神机失用而成眩晕、痴呆。

(2)劳倦内伤:烦劳过度,伤耗阴精,阴虚而火旺,或阴不制阳而使阳气鸱张,引动风阳,内风旋动,则气火俱浮,或兼夹痰浊、瘀血上壅清窍脉络。

(3)脾失健运:过食肥甘醇酒,致使脾胃受伤,脾失运化,痰浊内生,郁久化热,痰热互结,壅滞经脉,上蒙清窍;或素体肝旺,气机郁结,克伐脾土,痰浊内生;或肝郁化火,烁津成痰,痰郁互结,携风阳之邪,窜扰经脉,发为本病。此即《丹溪心法·中风》所谓:"湿土生痰,痰生热,热生风也。"饮食不节,脾失健运,气血生化无源,气血精微衰少,脑脉失养,再加之情志过极、劳倦过度等诱因,使气血逆乱,脑之神明不用,而发为中风、眩晕。

(4)情志过极:七情所伤,肝失条达,气机郁滞,血行不畅,瘀结脑脉;暴怒伤肝,则肝阳暴张,或心火暴盛,风火相煽,血随气逆,上冲犯脑。凡此种种,均易引起气血逆乱,上扰脑窍而发为眩晕、头痛,甚至中风。尤以暴怒引发本病者最为多见。

综观此类疾病,由于患者脏腑功能失调,气血素虚或痰浊、瘀血内生,加之劳倦内伤、忧思恼怒、饮酒饱食、用力过度、气候骤变等诱因,而致髓海空虚、瘀血阻滞、痰热内蕴,或阳化风动、血随气逆,导致脑脉痹阻或血溢脉外,引起昏仆不遂,发为中风。其病位在脑,与心、肾、肝、脾密切相关。其病机有虚(髓海空虚、阴虚、气虚)、火(肝火、心火)、风(肝风)、痰(风痰、湿痰、痰热)、气(气逆)、血(血瘀)六端,此六端多在一定条件下相互影响,相互作用。病性多为本虚标实,上盛下虚。在本为肝肾阴虚,气血衰少;在标为风火相煽,痰湿壅盛,瘀血阻滞,气血逆乱。

219 如何选择中成药治疗脑血管病?

随着中成药制药技术的发展,以及其效验、安全、简便等特点为人们所认可,近年来治疗脑血管病的中成药品种越来越多。我国目前批准的治疗脑血管病的中成药剂型有针剂、丸散膏丹胶囊等各种剂型，品种有百余种，常用的也有数十种之多。但各种药物配伍的寒温属性不同，归经、功效和适应范围也不尽相同；患者病情有缓急，体质有强弱，年龄有大小，生活习惯有差异。笔者认为选用中成药最关键的还是不能脱离中医理论指导用药，根据病机与辨证之不同，有斯证用斯药。临床口服治疗脑血管病的中成药依其主要的功效可分为平肝、化痰、活血、解毒开窍、益气、养阴、补肾、温阳类等。

(1)风痰瘀血痹阻脉络证：病势相对较缓，热象不甚，以半身不遂、口舌㖞斜、言语謇涩或不语、偏身麻木为主症，舌质黯淡、苔白腻。治疗以平肝、化痰、活血通络为法。常用的如天丹通络胶囊、大活络丹等。

(2)气虚血瘀脑络受阻证：以气短乏力、口流涎、自汗出、手足肿胀为证候特征，以半身不遂、口舌㖞斜、言语謇涩或不语、偏身麻木为主症，舌黯淡，苔薄白，脉沉细。多出现在恢复期和后遗症期。治疗以益气活血为法。常用的如消栓胶囊(颗粒)、血栓心脉宁等。

(3)阴虚风动证：以烦躁不寐、手足心热、口干舌燥、舌红少苔为特征，以半身不遂、口舌㖞斜、言语謇涩或不语、偏身麻木为主症。常见于恢复期和后遗症期。治疗以育阴息风，活血通络为法。常用的如复方血栓通胶囊等。

(4)髓海空虚：以头晕耳鸣，懈惰嗜卧，齿枯发焦，腰酸膝软，步履艰难，智能减退，神情呆钝，词不达意，舌瘦色淡，苔薄白，脉沉细弱等为主症。常见于血管性痴呆，治疗当补肾益髓，填精养神。常用的如左归丸、右归丸等。

220 使用中成药治疗脑血管病有哪些注意事项？

治疗脑血管病的中成药临床疗效确切，毒副作用小，价格适中，所以使用中成药的患者越来越多，临床中约有半数的脑血管病患者长期使用中成药治疗。但是，随之而来的用药盲目、用药不合理的现象也明显增多，以致不良反应发生率不断上升。为此，特别提醒脑血管病患者使用中成药要注意以下几方面：

(1)辨证施治是中医治疗疾病的基本原则,辨证用药是正确应用中药的首要条件,只有辨证才能使中药发挥预期作用;否则,不但起不到治病作用,还有可能延误或加重病情。如部分脑血管病多为瘀血痹阻脉络,宜用温性活血药以温通,若不加辨证就用寒凉的醒脑静注射液、安宫牛黄丸之类,寒性凝滞,过用寒凉,使血瘀加重,反而会加重病情,因此使用中药必须辨证论治,同时注意药物的剂量、疗程以及配伍禁忌,才能取得良效。

(2)不要迷信特效药,不少中风患者及患者家属都片面地追求治疗疾病的特效药,而治疗中风的特效药是不存在的。对中风病而言,由于它是在高血压、高血脂等疾病基础上发生的,而治疗这些原发病也需要一个漫长的过程。因此,治疗中风要有耐心,必须在控制原发病的基础上才能有效防治中风,不能盲目地相信任何所谓的"特效药"。

(3)每种药都有一定程度的不良反应及潜在的危险性。中成药也存在一定程度的副作用及潜在的危险性,不可随意乱用。

①有活血化瘀、芳香温通等功效的中成药,孕妇、月经过多及有出血倾向者一般忌用或慎用,有过敏反应者应忌用。

②芳香温通、动物制剂等对消化道黏膜有刺激,宜饭后服用,溃疡病患者慎用,且此类药性味辛温,久服易伤阴耗气,不宜长期服用;阴虚患者慎长期用大活络丸、再造丸等,且服药时忌食生冷之品。

③部分药物可出现过敏反应,此外还可引起口腔黏膜溃疡、糜烂性胃炎、消化道出血、血小板减少等不良反应。

所以说,用中成药治疗脑血管病亦应遵循中医治疗疾病的原则,体现中医整体观念和辨证施治的特色,否则不但不能治好病,有时反而延误病情,使疾病加重。

221 治疗脑血管病的中成药能长期服用吗?

有些患者认为脑血管病是慢性疾病,需要长期吃药,而中成药大多副作用小,长期服用不会对机体产生任何伤害。但笔者认为凡是治疗脑血管病的中成药都尽可能不要长期服用。这是因为:

(1)积久而偏:如大活络丸、再造丸等组成药品中行气、活血之品较多，久用必会耗气伤阴血，患者可出现乏力、口舌干燥、便秘等症状，影响患者的生活质量。

(2)病久证变：不同的病程阶段、不同的饮食生活环境等，疾病可能表现不同的证型，无斯证再继续用斯药，则是药不对证，治不得效，甚至造成机体阴阳平衡失调，更不利于疾病的治疗。

(3)目前中成药应用于脑血管病二级预防的研究证据较少。

天丹通络胶囊

222 天丹通络胶囊由哪些药物组成？作用机制是什么？

天丹通络胶囊由川芎、豨莶草、丹参、水蛭、天麻、槐花、石菖蒲、人工牛黄、黄芪、牛膝 10 味中药组成。

方中川芎辛散温通，活血祛瘀，行气止痛，“此药上行，专治头脑诸病”，《本草经》言“主中风入脑”；豨莶草祛风湿利关节，又善调血脉，通经活络，《济生方》、《活人方汇编》等均以一味豨莶草治疗中风，近世天津名中医王季儒也习用此药治疗中风半身不遂；二者共为主药。臣以丹参祛瘀止痛、活血通经、清心除烦；水蛭破血、逐瘀、通经；天麻平肝息风、止痉；槐花清泄肝火、凉血止血，并可清头眩明目；人工牛黄平肝息风、祛痰开窍；石菖蒲开窍化痰、醒脑益智；合用可逐瘀通络，除心肝两经邪热风痰，从而使痰热除、风火息，肝阳自潜，脏腑功能得以平和正常。佐以黄芪补脾益肺，升举清阳，治疗脑血管病的“正气自虚”，既可加强活血通络之功，又防诸药疏导太过而损正气。使以牛膝引经到血脉，且可补肝肾，强筋骨。诸药合用，共奏活血化瘀，息风化痰之功。

药理学结果显示，天丹通络胶囊具有抑制血液凝血系统、提高血液纤活性、抑制血栓形成、促进血栓溶解、抗脑缺血作用。

223 天丹通络胶囊适用于哪些人群？

天丹通络胶囊功能活血通络，息风化痰。用于中风中经络，风痰瘀血痹阻脉络证，症见半身不遂、偏身麻木、口眼㖞斜、语言謇涩、眩晕耳鸣、头摇手颤等。

临床西医诊断为脑血栓早中期、脑出血后期，中医辨证属痰瘀阻络，肝风尚未平息者，应用本品疗效可靠。

224 如何服用天丹通络胶囊？

胶囊制剂，0.4 克×45 粒/瓶。

口服，1 次 5 粒，1 日 3 次。建议餐后服用。

225 天丹通络胶囊有哪些注意事项和不良反应？

(1)一般认为脑出血急性期不主张应用。

(2)对本品中任一成分过敏者禁用。

(3)不宜用于孕妇、哺乳期妇女；不宜用于阴虚血燥的患者。

(4)个别患者服药后有胃肠道反应如恶心、胃部不适，建议餐后服用。

(5)极个别患者服药后出现皮肤瘙痒、皮疹。

(6)服用本药忌食生冷、辛辣、油腻的食物。

大活络丸(胶囊)

226 大活络丸(胶囊)由哪些药物组成？作用机制是什么？

大活络丸(胶囊)由蕲蛇肉、大黄、乌梢蛇肉、黄芩、玄参、青皮、甘草、木香、藿香、天南星、肉桂、香附、黄连、草乌、地龙肉、麻黄、白术、羌活、何首乌、沉香、熟地黄、天麻、全蝎、松香、细辛、僵蚕、乌药、乳香、骨碎补、血竭、威灵仙、丁香、没药、当归、葛根、人参、龟甲、豆蔻、赤芍、防风、麝香、冰片、牛黄、安息香、犀牛角、两头尖、虎骨、贯众48味药组成。

注:犀牛角、虎骨为保护动物,目前已由水牛角、豹骨替代。

方中二蛇(蕲蛇、乌梢蛇)为驱风息风之良药,且蕲蛇"内走脏腑,外彻皮肤,无处不到",能"透骨搜风",与天麻、南星、全蝎、僵蚕、地龙等祛风痰,通经络,主中风麻痹;制乳香、制没药、血竭、赤芍、两头尖活血化瘀;麝香、冰片、安息香、牛黄开窍解毒豁痰,与上药相合,开窍豁痰,活血化瘀,以通经脉。豆蔻仁、广藿香、木香、丁香、沉香、香附、青皮等行气舒肝和中,舒畅气机,和中化湿以健脾胃而杜生痰之源;制草乌、麻黄、细辛、羌活、防风、葛根、松香、威灵仙皆是辛散之品,具有鼓舞人身阳气之功,以发散乘虚入于经络骨间而久居不去之邪气;中风之病,不仅有顽痰死血,其自身之气血、阴阳亦虚,欲除顽痰死血,非辛散破结、燥湿通脉不可,但该类药有伤阴之弊,且积久化热成毒,故又以苦寒解毒、燥湿泄热之贯众,与"三黄(大黄、黄连、黄芩)"、玄参配合水牛角,既制辛热伤阴血,又解毒除积邪,作为相反相成之佐药;人参、白术、甘草大补元气;熟地、当归、何首乌、龟甲、骨碎补益肾补血。如此共奏化痰瘀、通经络、祛风湿、益气血之效,虽组成药物较多,但重在舒筋活络,故名大活络。清代医家徐灵胎盛赞曰:"顽痰恶风,热毒瘀血,入于经络,非此方不能透达,凡治肢体大证,必备之药也。"

大活络丸各处方标准略有差异,2000年版《国家基本药物·中成药》中的大活络丸与上述方药的不同系附子代乌头、天竺黄代天南星、水牛角代犀牛角,另有川芎、茯苓、朱砂、白芷,共52味药物。功效主治同上。

现代药理实验表明,方中药物有溶解血栓、扩张血管、消炎止痛之功效。提示大活络有预防和治疗中风偏瘫的双重效果。正如《奇效良方》中记载的:"年四十以上,每服一丸至老不生风痰。"

227 大活络丸(胶囊)适用于哪些人群?

大活络丸(胶囊)攻补兼施,寒热并用,邪正兼顾,为祛风止痛、除湿豁痰、舒筋活络、扶正驱邪之良剂。适用于中风痰厥引起的瘫痪,足痿痹痛,筋脉拘急,腰腿疼痛及跌仆损伤,行走不便。

临床可用于脑血管意外后遗症、慢性风湿性关节炎、类风湿关节炎、脊髓灰白质炎等见有上述症状者。

228 如何服用大活络丸(胶囊)?

大蜜丸,每丸重3.6克、3.5克;胶囊,每粒装0.25克。

口服,1次1丸,1日2次,温黄酒或温开水送服;或1次4粒,1日3次。

229 大活络丸(胶囊)有哪些注意事项和不良反应?

(1)对本品中任一成分过敏者禁用。

(2)孕妇、哺乳期妇女、运动员禁用。

(3)本品性偏燥烈,慎用于肝肾阴虚的患者。

(4)出血性卒中初期神志不清者忌用。

(5)本品含草乌,不宜与含犀牛角的药物同用。

(6)使用本品后,少数患者出现口干、大便偏干、胃部不适等不良反应;有引起皮疹、过敏反应及消化道出血等不良反应的报道。

华佗再造丸

230 华佗再造丸由哪些药物组成？作用机制是什么？

华佗再造丸系国家一级保密处方，由当归、川芎、白芍、红花、红参、五味子、马钱子、南星、冰片等组成。来源于建国初期京城四大名医之一的冉雪峰祖传治疗中风的秘方。

方中以当归、川芎、白芍、红花养血活血，化瘀通络为主药。气为血帅，气行则血行，故辅以红参益气助血运行，又合五味子等气阴双补，达到益气通心阳、气行血亦行的效果，为辅药。马钱子温通经络，祛风除湿，散结止痛，南星则随诸药所到之处，建祛风痰之功，共为佐药。冰片芳香走窜而通诸窍，又能散风除湿，清心热而醒脑安神，以为使药。诸药共奏活血化瘀，化痰通络，行气止痛之功用。

实验研究发现，华佗再造丸能扩张血管、调节血脂、溶栓通脉、消退血管内斑块，且能保护和修复受损的脑细胞。

231 华佗再造丸适用于哪些人群？

华佗再造丸有活血化瘀、化痰通络、行气止痛之功，可用于瘀血或痰湿闭阻经络之中风瘫痪，拘挛麻木，口眼㖞斜，言语不清。

适用于缺血性脑血管病，表现为头晕，半身不遂，语言謇涩，口眼㖞斜；或素有心脏病、骨折、肿瘤等病，突然出现短暂的意识障碍，偏瘫，失语，舌紫黯或有瘀斑，舌苔腻，脉涩或滑等，辨证属于瘀血或痰湿闭阻经络者，可选用本品。

232 如何服用华佗再造丸？

本品为小水蜜丸剂，10 粒重约 1.6 克。规格有：①每瓶 8 克，每盒 10 瓶装。②每瓶 80 克。

口服,1 日 4～8 克(约 25～50 粒),1 日 2～3 次,每次服 8 克。一般连服 10 天,停药 1 天,30 天为 1 疗程。可连服 2～3 个疗程,或遵医嘱。

233 使用华佗再造丸有哪些注意事项和不良反应?

(1)对本品中任一成分过敏者禁用。

(2)孕妇、哺乳期妇女忌服。

(3)本药的药性偏温,原则上禁用于阴虚火旺、肝阳上亢的中风患者。

(4)服药期间如有燥热感,可用白菊花蜜糖水送服,或减半服用,必要时暂停服用 1～2 天。

(5)有应用本药后出现口干、便秘、皮肤过敏的报道。

消栓再造丸

234 消栓再造丸由哪些药物组成? 作用机制是什么?

消栓再造丸由血竭、赤芍、没药(醋炙)、当归、牛膝、丹参、川芎、桂枝、三七、豆蔻、郁金、枳壳(麸炒)、白术(麸炒)、人参、沉香、金钱白花蛇、僵蚕(麸炒)、白附子、天麻、防己、木瓜、全蝎、铁角威灵仙、黄芪、肉桂、泽泻、茯苓、杜仲(炭)、槐米、麦冬、五味子(醋炙)、骨碎补、松香、山楂、冰片、苏合香、安息香、朱砂 38 味药组成。

方中血竭、没药、赤芍、丹参、三七、山楂活血祛瘀通经;川芎、郁金活血行气;牛膝、骨碎补、杜仲活血祛瘀,补肝肾,强筋骨;枳壳、沉香调畅气机;桂枝、肉桂温经散寒通脉;全蝎、天麻、僵蚕、白附子平息肝风,祛痰解痉;金钱白花蛇、威灵仙、木瓜、防己、松香祛风除湿,舒筋活络;人参、黄芪补气行滞;当归养血活血;白术、茯苓补气健脾除湿;豆蔻、泽泻除湿;麦冬、五味子滋阴敛阴;槐米、朱砂清热泻火解毒;冰片、苏合香、安息香芳香走窜,开窍醒神。诸药合用,共奏活血化瘀,息风通络,行气蠲痹,豁痰开窍，补气养血，消除血栓之功。

药理研究本药有促进胆固醇及脂类代谢，降低血脂，减少血小板，延长凝血时间及抗血栓作用。

235 消栓再造丸适用于哪些人群？

消栓再造丸功能活血通络，息风开窍，补养气血。用于中经、中络证，半身麻木或不遂，语言謇涩，肢体瘫软无力，舌质紫黯，脉涩，或兼见气短，乏力，易受风邪等气虚之象的患者，均可使用。

常用于急性脑血管病，突然昏仆，半身不遂，肢体麻木，瘫软，舌紫黯，或兼有乏力，气短，舌紫胖，易受风邪等气虚者。

236 如何服用消栓再造丸？

消栓再造丸为蜜丸。每丸重 9 克，每盒装 10 丸。

口服。1 日 2 次，每次 1 丸。温黄酒或温开水送服。

237 使用消栓再造丸有哪些注意事项和不良反应？

(1)对本品中任一成分过敏者禁用。

(2)孕妇、哺乳期妇女忌服。

(3)本药的药性偏温，原则上禁用于阴虚火旺、肝阳上亢的中风患者。

(4)本品处方中含朱砂，不宜过量久服，肝肾功能不全者慎用。

(5)服用前应除去蜡皮、塑料球壳；本品可嚼服，也可分份吞服。

(6)个别患者应用本药后可能出现口干、胃部不适、便秘、皮肤瘙痒。

人参再造丸

238 人参再造丸由哪些药物组成？作用机制是什么？

人参再造丸由红参、黄芪、茯苓、白术、甘草、当归、熟地、首乌、藿香、神曲、元参、龟甲、附子、肉桂、母丁香、草蔻、寄生、虎骨、麻黄、细辛、防风、白芷、葛根、天麻、全蝎、僵蚕、地龙、朱砂、琥珀、麝香、冰片、牛黄、天竺黄、川芎、姜黄、乳香、没药、血竭、犀角、赤芍、三七、青皮、橘红、肉蔻、香附、沉香、乌药、檀香、黄连、大黄、羌活、威灵仙、白花蛇、生姜、荜茇等组成。

方中用红参、黄芪、茯苓、白术、甘草、当归、熟地、首乌补气养血、元参、龟甲滋阴，附子、肉桂、母丁香、草蔻、生姜、荜茇补命火助阳。气血阴阳俱补以扶正祛邪。藿香、神曲可醒脾和胃以健脾益气。寄生、虎骨祛风定痛强筋骨；麻黄、细辛、防风、白芷、葛根疏风解表祛邪；天麻、全蝎、僵蚕、地龙平肝息风；朱砂、琥珀镇静安神；麝香、冰片芳香开窍醒神；牛黄、天竺黄清心开窍，豁痰定惊；川芎、姜黄、乳香、没药、血竭活血化瘀，通经活络；犀角、赤芍清热凉血，三七散瘀止血，青皮、橘红、肉蔻、香附、沉香、乌药、檀香理气解郁，气为血之帅，气行则血行，可助活血化瘀之力。黄连清热泻火，大黄荡涤肠胃之实热。此外，羌活气雄而散，威灵仙散风去湿，行气通络，白花蛇内走脏腑外达皮肤，内外风湿皆可用之。全方具有温阳补气、滋阴养血、疏风祛邪、舒筋活络、镇肝息风、豁痰解痉、芳香开窍、理气解郁、活血化瘀、强壮筋骨等多种作用。

药理研究显示本药能够改善脑组织功能。临床研究证明，人参再造丸对脑出血术后恢复期的患者有恢复受损脑组织功能，减轻脑水肿，改善局部微循环的作用，具有改善血液流变学作用。临床研究证明，人参再造丸能明显改善帕金森病患者的血液流变学及甲襞微循环，改善脑组织器官灌流量，从而减少美多巴的用量，增强其疗效。

239 人参再造丸适用于哪些人群？

人参再造丸功能祛风化痰、活血通络，适用于气血不足，肝肾阴虚且湿痰壅盛之中风、半身不遂，口眼㖞斜，手足麻木，四肢拘急，言语不清。

临床用于脑血栓、脑出血、脑栓塞等脑血管疾病所致半身不遂，口眼㖞斜，语言謇涩，或神志昏迷，舌淡，苔白腻，脉弦滑等有较好疗效。

240 如何服用人参再造丸？

人参再造丸为蜜丸。每丸重 3 克；丸剂(浓缩丸)，每 4 丸相当于原生药 1.5 克。

口服。每次 1 丸，1 日 2 次，黄酒为引，或温开水送下。建议餐后服用。

241 使用人参再造丸有哪些注意事项和不良反应？

(1)对本品中任一成分过敏者禁用。

(2)孕妇、哺乳期妇女忌服。

(3)脑出血急性期、高血压危象者禁用。

(4)本药的药性偏温，原则上禁用于阴虚火旺、肝阳上亢、痰热壅盛的中风患者。

(5)本品含人参、玄参、赤芍、细辛、丁香，忌与含藜芦、五灵脂、郁金的药物同用。

(6)个别患者服后发生唇疱疹及口腔黏膜溃疡，恶心、口干、胃部不适，便秘，皮肤瘙痒。

消栓肠溶胶囊（消栓颗粒）

242 消栓肠溶胶囊由哪些药物组成？作用机制是什么？

消栓肠溶胶囊由黄芪、当归、赤芍、地龙、川芎、桃仁、红花等组成。

消栓肠溶胶囊是以清代名医王清任的“补阳还五汤”为基础，依托现代定量生物萃取工艺改制成功的纯中药溶栓产品。方中重用黄芪补气，以气旺以促血行，祛瘀而不伤正，为君药；臣以地龙，取其药性善走，能搜剔络中之邪，发挥通经透络之功效；佐以当归、川芎、赤芍、红花4味活血化瘀药，功效各有特点，共助君、臣药疏通瘀阻之力；使以桃仁，活血祛瘀，促进全方化瘀通络，引血下行，作为使药。诸药合用使气旺血行，瘀祛络通，专治固虚致瘀之中经络、偏瘫。

药效试验表明：本品能抑制大鼠体内血栓的形成，对ADP、花生四烯酸诱导的血小板凝集有一定抑制作用。

243 消栓肠溶胶囊适用于哪些人群？

消栓肠溶胶囊功能补气，活血，通络。用于缺血性中风气虚血瘀证，症见眩晕、肢麻、瘫软、昏厥、半身不遂，口舌㖞斜，语言謇涩，面色㿠白，气短乏力。

244 如何服用消栓肠溶胶囊？

肠溶胶囊制剂，每粒装0.2克。颗粒每袋装4克。

口服。1次2粒，1日3次。饭前半小时服用，或遵医嘱。

颗粒制剂，1次1袋，1日3次。

245 使用消栓肠溶胶囊有哪些注意事项和不良反应？

(1)对本品中任一成分过敏者禁用。

(2)孕妇、哺乳期妇女忌服。

(3)脑出血急性期、高血压危象者禁用。

(4)本药的药性偏温，原则上禁用于阴虚火旺、肝阳上亢、痰热壅盛的中风患者。

(5)个别患者服后发生恶心、口干、胃部不适、便秘、皮肤瘙痒、头痛等不良反应。

步长脑心通胶囊

246 步长脑心通胶囊适用于哪些人群？

步长脑心通胶囊主要由黄芪、丹参、川芎、赤芍、桃仁、红花、乳香、没药、当归、鸡血藤、牛膝、桂枝、桑枝、地龙、全蝎、水蛭等药物组成。

药中重用黄芪为君药，大补元气，使气旺则促进血液运行；以药性善走、通经通络的虫类药物水蛭、地龙、全蝎为臣药；其中水蛭活血化瘀功效颇捷，另配以各有特点的活血化瘀药当归、川芎、丹参、赤芍、乳香、红花、桃仁等为佐药；其中当归补血养血，川芎活血行气，丹参既可活血祛瘀，又可养血安神，乳香行气止痛。又以温经通脉的桂枝，逐瘀血、通经络的牛膝为使药。诸药合用，具有益气活血、化瘀通络之功效。

现代药理研究显示，本药具有抗动脉粥样硬化、稳定动脉粥样硬化斑块作用；促进侧支循环的建立，改善微循环；调脂抗凝，降低总胆固醇，降低低密度脂蛋白，升高高密度脂蛋白，稳定血压；抗缺血缺氧，抑制氧化，抗炎症；抗血小板凝聚，抗血栓形成等。

适用于气虚血滞、脉络瘀阻所致的中风后遗症、冠心病人群，症见半身不遂、胸痹心痛、胸闷、疲倦乏力气短者。

247 如何服用步长脑心通胶囊？有哪些注意事项？

胶囊制剂，每粒装 0.4 克。

口服，1 日 3 次，每次 2～4 粒，餐后服用为佳。

服用本药物时应注意：

①对本药中任一成分过敏者，禁用。

②孕妇、哺乳期妇女应禁用本药物。

③服用本药有个别患者出现胃肠道不适，建议饭后服用。

复方血栓通（胶囊、软胶囊、滴丸）

248 复方血栓通适用于哪些人群？

复方血栓通由三七、丹参、黄芪、玄参组成处方。

方中重用三七活血化瘀为君药；以丹参破宿血、补新生血，加强君药之活血化瘀，为臣药；黄芪大补元气，以治气虚，与玄参之滋阴合用治疗气阴两虚，为佐药；丹参因其入心肝两经，故亦作使药之用。诸药合用，共具活血化瘀，益气养阴之功。最初用于视网膜中央静脉阻塞，后又用于中心性浆液性脉络膜视网膜病变、糖尿病视网膜病变等，也可用于气阴两虚、瘀血阻络之中风、冠心病等患者，伴有神疲乏力、口干等症。

249 如何服用复方血栓通？

复方血栓通有多家药厂生产，产品制剂有胶囊、软胶囊、滴丸等不同，制剂规格也不相同。

胶囊制剂每粒装 0.5 克，口服，1 次 3 粒，1 日 3 次；软胶囊制剂每粒有装 0.66 克、0.74 克的不同，用法同是口服，1 日 3 次，1 次 1 粒；滴丸制剂每丸重 30 毫克，口服，1 次 30 丸，1 日 3 次。

250 复方血栓通有哪些注意事项和不良反应?

①对本药中任一成分过敏者,禁用。

②孕妇、哺乳期妇女应禁用本药物。

③服用本药有个别患者出现胃肠道不适,建议饭后服用。

安宫牛黄丸

251 安宫牛黄丸的组成和作用是什么?

安宫牛黄丸由牛黄、郁金、犀角、黄芩、黄连、雄黄、栀子、朱砂、冰片、麝香、珍珠等制成,金箔为衣。具有清热解毒、镇惊开窍之功。用于热病,邪入心包,高热惊厥,神昏谵语等症。

方中以牛黄清热解毒,豁痰开窍,息风止痉;犀角咸寒,清营凉血,安神定惊;麝香芳香,通达经络,开窍醒神,共为主药。辅以黄芩、黄连、栀子苦寒泄降,泻火解毒,以助牛黄、犀角清泄心包之热;雄黄解毒豁痰;冰片、郁金通窍醒神,化痰开郁;朱砂、珍珠、金箔清心镇静安神,息风止痉定惊,共为佐使药。诸药合用共收清热解毒、豁痰开窍之效,为治疗高热神昏、中风痰厥的要药。

252 安宫牛黄丸用于治疗哪些疾病?

本药为急症用药,非平常之居家用药。凡西医诊断为流行性脑脊髓膜炎、乙型脑炎、中毒性肺炎、中毒性痢疾、脑血管意外、肝昏迷、败血症等均可使用此药。

现代药理研究显示,安宫牛黄丸治疗脑中风有很好的疗效。对严重脑中风患者,及昏迷、抽搐、发热患者,配合使用安宫牛黄丸,每次半丸,温开水溶化鼻饲,2 次/日,疗程 3 天,效果显著。

253 安宫牛黄丸的用法是什么？

本药为蜜丸制剂，大丸重 3 克，小丸重 1.5 克。大丸口服每次 1 丸，小丸每次 2 丸，病重者每日 2～3 次。昏迷不能口服者，可用温开水化开，鼻饲给药。本药用于高热烦躁，热闭神昏。

254 服用安宫牛黄丸有哪些注意事项？

(1)本品为热闭神昏而设，寒闭神昏不得使用。

(2)本品处方中含麝香，芳香走窜，有损胎气，孕妇、哺乳期妇女禁用。

(3)本药含犀角，忌与含川乌、草乌的中药合用。

(4)服药期间饮食宜清淡，忌食辛辣油腻之品，以免助火生痰。

(5)本品处方中含朱砂、雄黄，不宜过量久服，肝肾功能不全者慎用。

(6)在治疗过程中如出现出汗畏冷、面色苍白、冷汗不止、脉微欲绝，由闭证变为脱证时，应立即停药。

(7)高热神昏、中风昏迷等服用本品困难者，应鼻饲给药。

255 服用安宫牛黄丸有哪些不良反应？

(1)安宫牛黄丸有小毒，个别患者出现的不良反应主要表现为全身皮肤丘疹样斑块、瘙痒，脸部、躯干部较重；部分病例为固定性斑疹，分布在脸、颈部，如蚕豆大红斑伴瘙痒；部分病例为过敏性单纯疱疹、剥脱性皮炎和慢性砷中毒、黑皮病；也可出现呼吸急促、胸闷、呼吸困难、面色苍白、四肢厥冷、大汗淋漓、烦躁不安、神志不清、大小便失禁、腱反射消失及呼吸停止。

(2)上消化道黏膜损伤。表现为上腹饱胀不适、疼痛、恶心、呕吐，呕吐物呈咖啡色，随后便血。胃镜检查，镜下见胃黏膜充血、水肿，有糜烂面和出血点。

(3)部分病例可有药物性肝病、急性黄疸及肝功能损害。

(4)出血性膀胱炎、血尿。症状表现为腰部酸痛、尿频、尿急、血尿，小便检查潜血阳性。

(5)部分病例伴有鼻衄，重者可引起肾实质器官的损害、血小板减少症和单纯红细胞再生障碍性贫血等。临床表现为鼻衄、口腔黏膜溃疡、牙龈出血，颜面、上肢、躯干皮肤出现出血点。

(6)支气管哮喘样症状，呼吸急促、呼吸困难、胸闷、咳嗽，咳咯物为白色泡沫液，面色苍白、口唇发绀、心悸、不能平卧；嗜睡、呕吐、面色发灰、气急，皮肤弹性差、肢端发凉或呼吸困难。

(7)神经系统不良反应可见神志不清、四肢抽搐、神志失常，时而静坐寡言，时而语无伦次，答非所问。

(8)药后发生严重戒断症状，咽喉肿痛加重，口周、鼻翼疱疹，全身不适，兴奋失眠，食欲下降，大便秘结，再次服药后上述症状迅速缓解。

256 安宫牛黄丸与其他药物联用应注意什么？

因安宫牛黄丸中含有雄黄，与亚硝酸盐类、亚铁盐类同服可生成硫代砷酸盐，而使疗效下降。同理，与硝酸盐、硫酸盐类同服，可使雄黄所含的硫化砷氧化，增加毒性。因此，也不宜与硝酸盐、硫酸盐类同服。

心脑康

257 心脑康的组成成分是什么？

心脑康以红花为主要成分。其他还包括：丹参、赤芍、制何首乌、枸杞子、葛根、川芎、泽泻、牛膝、地龙、郁金、远志（蜜炙）、九节菖蒲、酸枣仁（炒）、鹿心粉、甘草。方中丹参、赤芍、地龙、川芎、牛膝、红花、郁金、葛根活血化瘀；枸杞子、何首乌补益肝肾；菖蒲、远志、郁金开窍醒神；酸枣仁宁心安神；泽泻利水渗湿；甘草调和诸药。诸药合用，共奏活血化瘀，通窍止痛之功。

258 心脑康的药理作用是什么？

红花油中含有亚油酸、亚麻酸、花生四烯酸等，具有降低总胆固醇、甘油三酯的作用，维生素 E、维生素 B_6 的存在，既可增强亚油酸的降胆固醇作用，能降低血清中总胆固醇、三硝酸甘油酯及酯化脂肪酸，有抗血栓形成和抑制血小板聚集作用；又可防止亚油酸氧化，尚有恢复神经系统功能和调节老年内分泌系统功能的作用，对脑组织具有保护作用，且有镇痛、镇静、抗惊厥、抗炎、兴奋子宫、兴奋平滑肌作用。心脑康是由红花果实中提取的红花油加芳香开窍剂即维生素 E 等组成的复方制剂。

259 心脑康用于治疗什么疾病？

用于治疗脑出血和脑血栓形成、脑动脉硬化、动脉粥样硬化、冠心病、心绞痛、高脂血症、高血压等。

260 心脑康的用法、用量是什么？

口服：每次 2 粒，1 日 3 次，本品宜在饭前半小时或饭后半小时服用，便于药力发挥作用。如已接近下次服药的时间，服用正常剂量，不用补加漏服的药量。过量服用如果出现任何不适症状，请立即停药，并及时请医师处理。1 个月为 1 疗程，一般以连用 2～3 个疗程为宜。偏瘫患者每次 3 粒，1 日 3 次。连服至症状好转或基本消失。

261 服用心脑康有哪些注意事项？

(1)对本品及其成分过敏者禁用。

(2)孕妇、哺乳期妇女禁用。

(3)脑出血急性期及有出血倾向者禁用。

(4)用药期间饮食宜清淡，忌食生冷、油腻、辛辣难消化的食品，少喝浓茶或咖啡。

262 服用心脑康的不良反应有什么？

(1)文献报道偶见局部皮疹、瘙痒、潮红等过敏反应。

(2)文献报道偶见过敏性休克。

(3)少数患者有食欲增加和尿频现象。个别有口干、恶心等。如饭后服用，症状可消失。

263 心脑康与其他药物联用要注意什么？

(1)心脑康的主要成分为红花，红花可部分对抗糖皮质激素的免疫抑制作用。

(2)心脑康与部分抗凝血药，如华法林等有协同作用，故应用时应检测出凝血时间，必要时减少用量。

(3)心脑康等含红花的制剂与川芎等制剂有协同作用，可降低动脉阻力，加强活血化瘀的作用，同时能消炎利胆。

(4)心脑康与含桃仁的制剂同时应用有协同作用，可降低血管通透性，加强活血化瘀的作用。

(5)红花与山楂、三七等同用，可活血化瘀，降低心率，并可对抗氯仿所致的心室纤颤。

(6)本品含丹参、赤芍，忌与含藜芦的药物同用。

(7)本品含甘草，忌与含甘遂、大戟、海藻、芫花的药物同用。

(8)本品含郁金，忌与含丁香的药物同用。

(9)服药期间避免与生冷、荤腥油腻、不易消化的食品同用，戒烟酒。

灯盏花素片

264 灯盏花素的药理作用是什么?

灯盏花素片以灯盏花素为主要成分,每片含灯盏花素 20 毫克。

灯盏花素是从灯盏花全株植物中提取的黄酮类成分。灯盏花具有散寒解毒,活血舒筋,止痛,消积的功效。灯盏花素片是灯盏花提取有效成分制成的片剂,主要功效是活血化瘀,通经活络,对脑脉、心脉瘀阻有通痹散结之功。

(1)现代研究证实灯盏花素片具有增强学习记忆的功能。灯盏花素片能提高老年大鼠的分辨学习能力、记忆保存及再现能力,提高脑尾核多巴胺含量,减轻老年大鼠脑神经细胞脂褐质沉积,增加尼氏小体数,减轻神经元纤维和神经末梢突起受损等病理改变。

(2)灯盏花素具有扩张血管的作用,可改善脑微循环,增加脑血流量,增加外周、冠脉和心肌血流量,抑制血小板聚集,减少脂质过氧化物,增加纤溶活性。

(3)具有调节血脂作用。灯盏花素片可降低高甘油三酯血症和高胆固醇血症患者的血甘油三酯和血胆固醇水平,不同程度升高血高密度脂蛋白。对脑梗塞患者在血脂下降的同时,全血高切黏度、全血低切黏度、血浆黏度、纤维蛋白原含量均下降。

265 灯盏花素的临床应用有哪些?

根据中医辨证分型,本品适用于瘀阻脑脉所致的中风后遗症,临床表现为半身不遂,肢体无力,半身麻木,言语謇涩,舌质黯或有瘀点瘀斑,脉涩。西医临床主要适用于缺血性脑血管病,如脑供血不足、椎-基底动脉供血不足、脑出血后遗症。也可用于冠心病、心绞痛、高血压、高黏滞血症等心血管疾病。

266 灯盏花素的用法、用量是什么？

片剂，每片含灯盏花素 20 毫克、40 毫克。口服：1 次 1～2 片，1 日 3 次，用温水分次送服；或遵医嘱。饭后服用。如果忘记服用，不用补加漏服的药量，服用正常剂量。

267 服用灯盏花素的注意事项是什么？

(1)对本品及其成分过敏者禁用。

(2)有药物过敏史及过敏体质者使用前应告知医生。

(3)不适用于脑出血急性期和有出血倾向的患者。

(4)高血压、心脏病、糖尿病、肝肾功能不全患者使用前应告知医生。

(5)高血压患者，请根据医师指导，配合降压药服用。

(6)脑出血及脑梗死均属重危疾病，应采用综合方法救治。

(7)后遗症期，应在服药同时注意功能锻炼和康复治疗。

(8)孕妇慎用；年老体弱者应在医师指导下服用。

(9)药品性状发生改变，药片粘连、变色，药片上有霉斑、裂纹、发潮，有臭味等，请不要服用。

(10)如已超过包装上所印的有效期，或包装破损，或有损坏的痕迹，请不要服用。

268 服用灯盏花素的不良反应有哪些？

有文献报道个别患者服用本品出现皮肤瘙痒、皮疹、乏力、口干等。

在服用本品期间，如果感到不适，要尽快告诉医师或药师。情况紧急可先停止使用，必要时到医院就诊。

银杏叶(片、胶囊、口服液)

269 银杏叶制剂的药理作用是什么?

银杏叶为银杏科落叶乔木植物银杏的干燥叶,现代化学研究表明,银杏叶中所含成分相当复杂,包括黄酮类、莽草酸、内酯类、萜类、生物碱、甾醇等多糖类、氨基酸、微量元素等。研究证明银杏叶对心脑血管系统具有保护作用,有降低血清胆固醇、扩张冠状动脉的作用。银杏叶提取物对阻断大鼠双侧椎动脉和颈总动脉制备的脑缺血模型,可促进缺血皮层脑电图较快恢复,减小大脑中动脉缺血再灌注模型大鼠的脑梗死体积。可降低急性不完全性脑缺血脑含水量及脑毛细血管通透性,而且能清除自由基,增加氧流量,减少脑梗死灶病灶体积。具有抗动脉粥样硬化作用。银杏叶提取物对喂饲1%胆固醇所致动脉粥样硬化模型兔,可明显减少主动脉粥样硬化斑块面积百分比,减少血浆丙二醛(MDA)含量和一氧化氮(NO)水平。具有改善血液流变学作用。银杏叶提取物可延长小鼠血液凝固时间,抑制血液纤维网的形成,体外能抑制血小板活化因子诱导血小板聚集。降低血液黏度,改善血液流变学指标,具有明显的脑保护作用。

270 银杏叶制剂用于治疗哪些疾病?

临床主要用于缺血性脑血管疾病、冠心病、心绞痛、脑栓塞、脑血管痉挛等。中医主要用于瘀血阻络引起的胸痹,心痛,中风,半身不遂,舌强语謇;冠心病稳定型心绞痛、中风后遗症见上述证候者。

271 银杏叶制剂的剂型、用法、用量有哪些?

目前银杏叶制剂比较多,有银杏叶片、银杏叶胶囊、银杏叶口服液、舒血宁(银杏叶注射液)以及以银杏叶为主要成分的银杏达莫注射液等。口服剂型规格:口服液:每支装10毫升。胶囊剂:每粒装0.2克。片剂:每片含总黄酮醇苷9.6毫克,萜类内酯2.4毫克;或每片含总黄酮醇苷19.2毫克,萜类内酯4.8毫克。

口服液:口服。1次10毫升,1日3次。将吸管插进瓶后直接口服。

胶囊剂:口服。1次1粒,1日3次。用温水送服。

片剂:口服。1次1～2片,1日3次。用温水送服。

本品宜在饭前半小时或饭后半小时服用,便于药力发挥作用。本品1个疗程4周,疗程的长短视病情轻重而定;或遵医嘱。过量服用如果出现任何不适症状,请立即停药,并及时请医师处理。

272 服用银杏叶有哪些注意事项?

(1)对本品及其成分过敏者禁用。

(2)有药物过敏史及过敏体质者使用前应请教医师。

(3)孕妇和心力衰竭的患者慎用。

(4)月经期及有出血倾向者禁用。

(5)高血压、心脏病、糖尿病、肝病、肾病等慢性病严重者应在医师指导下服用。

(6)坚持规律服药,避免疾病反复发作或加重。

(7)服用本品后症状加重,或出现其他严重症状时,应停药并及时去医院诊治。

(8)用药期间饮食宜清淡,忌食生冷、油腻、辛辣难消化的食品,以免加重病情。

(9)服药期间不要饮酒、吸烟,少喝浓茶或咖啡。

(10)服药期间,注意休息,避免劳累,保证充足的睡眠;保持心情舒畅,忌过度思虑,避免恼怒、抑郁等不良情绪。

273 服用银杏叶的不良反应有哪些？

(1)文献报道临床服用银杏叶制剂偶有过敏性皮炎。

(2)文献报道临床服用银杏叶制剂偶有荨麻疹。

在服用本品期间，如果感到不适，要尽快告诉医师或药师。情况紧急可先停止使用，必要时到医院就诊。

血塞通(片、软胶囊)

274 血塞通的药理作用是什么？

血塞通为三七总皂苷加适量赋形剂制成。

血塞通片具有活血祛瘀，通经活络，抑制血小板聚集和增加脑血流量的作用。它能降低机体耗氧量，提高机体对缺氧的耐受力；抑制由ADP引起的血小板聚集，扩张脑血管，增加脑血流量，改善血流动力学；降低脑缺血再灌注损伤所致脑卒中指数，减轻脑水肿；降低缺血脑组织的Ca^{2+}含量；具有抗血栓和抗凝血作用，能显著降低全血黏度、血浆黏度、血球压积及纤维蛋白原含量。血塞通具有增加脑血流量、冠状动脉血流量，扩张血管，降低动脉血压，降低心肌耗氧量，抑制血小板聚集，降低血液黏度，防止血栓形成等作用。

275 血塞通用于治疗哪些疾病？

临床用于脑络瘀阻，如中风偏瘫、胸痹心痛、瘀血阻络及脑血管病后遗症、脑血栓、脑梗塞、脑缺血及视网膜中央静脉阻塞等。有活血祛瘀，通经活络，抑制血小板聚集和增加脑血流量作用。

276 血塞通的用法、用量是什么？

口服制剂有片剂、软胶囊，每片/粒含三七总皂苷量 50 毫克、100 毫克。

口服，1 次 50～100 毫克，1 日 3 次。

277 服用血塞通的注意事项有哪些？

(1)对本品过敏者及过敏体质者禁用。

(2)脑出血急性期及有出血倾向者禁用。

(3)孕妇禁用。

(4)个别患者服药后胃部不适，建议餐后服用。

278 服用血塞通有哪些不良反应？

(1)血塞通的不良反应主要为扩血管作用反应和过敏反应，如恶心呕吐、出血倾向、头面部发红、潮红、轻微头痛等，偶见轻微皮疹。以上轻微不良反应可继续用药。

(2)偶见急性肾衰竭，甚至过敏性休克。若发生严重不良反应，应立即停药，并立即处理。

附篇一

脑血管病的家庭护理

1. 脑卒中卧床患者的家庭护理要注意哪些方面?

(1)关爱患者身心健康

对于脑卒中后出现的痴呆目前尚无特效药物治疗,因此在积极治疗脑血管病的同时也要给予患者一定的情感支持。人在离退休后,应积极参加社会活动,广交朋友,培养兴趣,从事力所能及的脑力和体力活动。家人要理解和宽容老人,耐心听取老人的诉说,对于老人的唠叨不要横加阻止或指责。不能使用伤害感情或损害老人自尊心的语言和行为,不能因为患病老人固执、摔打东西、外出迷路等而对其他进行人格侮辱,或采用关、锁的方法来处理。老人最好与子女生活在一起,不脱离家庭,不脱离社会。

(2)合理的生活习惯很重要

痴呆老人在卫生、饮食、大小便、起居等日常生活方面自理能力差,需要家属督促或协助。安排合理而有规律的生活,要求患者按时起床和就寝、进餐,使之生活接近正常规律,保证足够的休息和睡眠时间。

维持良好的个人卫生习惯,可减少感染的机会。个人卫生包括皮肤、头发、指甲、口腔等的卫生,要求早晚刷牙、洗脸,勤剪指甲,定期洗头、洗澡,勤换内衣、被褥。给予卫生指导,采取措施制止不卫生行为。长期卧床者要定期翻身、拍背,预防压疮等发生。对病情较重的病人,要协助料理生活,照顾营养饮食、衣着冷暖和个人卫生。

患者白天尽量进行一些有益于身心健康的活动,如养花、养鱼、画画、散步、打太极拳、编织等,另外,也可读报、听广播、选择性看一些文娱性电视(忌看恐怖、惊险及伤感的节目),使患者充分感受生活的乐趣,保持轻松、愉快的心情。这样可强化大脑的思维活动,加快脑血液循环及脑细胞的新陈代谢。

患者往往有睡眠障碍,要为其创造入睡条件,周围环境要安静,入睡前用温水洗脚，不要进行刺激性谈话或观看刺激性电视等。不要给老人饮酒、吸烟，喝浓茶、咖啡，以免影响睡眠质量。对严重失眠者可给予药物辅助入睡，夜间不要让患者单独居住，以免发生意外。

(3)自己动手、适量活动会更快乐

督促、检查和指导患者的日常生活行为，训练其生活自理能力，延缓智能衰退。对轻度痴呆的老人，要督促患者自己料理生活，如买菜做饭、收拾房间、清理个人卫生，鼓励患者参加社会活动，安排一定时间看报、看电视，使患者与周围环境有一定接触，以分散病态思维，培养对生活的兴趣，活跃情绪，减缓精神衰退。对中、重度痴呆老人，家属要花一定时间帮助和训练患者的自理生活能力，如梳洗、进食、叠衣被、入厕，并要求其按时起床；家人或照顾者陪伴患者外出，认路、认家门；带领患者干些家务活，如擦桌子、扫地；不要一切包办，那样反而会加速痴呆的发展。家属应多与患者交流，鼓励患者广交朋友和参加社会活动。加强思维、记忆、计算能力等训练。有言语障碍者进行口语锻炼和训练。通过交谈，患者的言语、思维等能力可以得到训练。瘫痪的患者要加强肢体功能康复训练，防止关节挛缩、肌肉强直。

鼓励活动，保障睡眠。可根据患者平时爱好，鼓励其多活动，但活动量不宜过大，外出活动时要有人伴随，以防撞车、撞人、跌倒或与人争执。每天应保证有6～8小时的睡眠，夏天尽量午睡。

(4)安全意识要加强

不要让患者单独外出，以免迷路、走失，衣袋中最好放一张写有患者姓名、地址、联系电话的卡片或布条，如万一走失，便于寻找。行走时应有人扶持或关照，以防跌倒摔伤、骨折，对居住在高层楼房的痴呆老人，更应防止其不慎坠楼。洗澡时注意不要烫伤。进食时必须有人照看，以免呛入气管而窒息死亡；吃鱼注意别被鱼刺卡住。患者所服药品要代为妥善保管，送服到口，看服下肚。睡床要低，必要时可加栏杆。不要让患者单独承担家务，以免发生煤气中毒、火灾等意外。老人的日常生活用品，放在其看得见、找得到的地方。家里的药品、化学日用品、热水瓶、电源、刀剪等危险品应放在安全、不容易碰撞的地方，防止患者自杀或者意外事故发生。最好时时处处不离人，随时有人陪护。

(5)改善家庭环境

家庭设施应便于患者生活、活动和富有生活情趣。家庭和睦温暖，使患者体会到家人对他的关心和支持，鼓励其树立战胜疾病的信心，避免一切不良刺激。

(6)预防肺部感染

每日开窗通风2次，每次15～20分钟，并调节室温达20～22℃，湿度50%～60%。进食后保持半卧位30～60分钟后恢复体位，每餐进食量在300～400毫升，速度不易过快，时间控制在20～30分钟，温度40℃，以免冷、热刺激而致胃痉挛造成呕吐。当患者进食后，为其清洗口腔。有假牙的患者睡前一定要取下，清洗干净后放在盛有凉开水的容器内。保证患者充足的摄水量，一般2000毫升/天，以降低分泌物的黏稠度。保持呼吸道通畅，鼓励清醒患者充足深呼吸，防止呼吸道感染，对于长期卧床患者，要多采用侧卧位，每2小时反射，叩背1次，叩背同时鼓励咳嗽。

(7)预防压疮

可以采用诺顿评分，护士按照评分标准中的5项内容分别打分并相加，总分小于14分可认为患者是发生压疮的高危人群。要做到勤翻身，勤擦洗，勤按摩，勤换洗，定时变换体位，1～2小时翻身一次，用温热毛巾擦洗及按摩骨骼隆起受压处。患者如有大小便失禁、呕吐及出汗等情况，应及时擦洗干净，及时更换衣服。骨骼隆起易受压处，放置海绵垫或棉圈、气圈等，必要时放置预防压疮的气垫以防受压。对于已经出现压疮的患者，应给予理疗或药物治疗。

(8)预防泌尿系感染

对于尿潴留的患者应尽可能避免导尿，可用诱导和按摩膀胱区的方法以协助患者排尿，护理者应细心观察，主动询问，定时给患者便器，在可能的情况下取合适姿势解除排尿困难。对于尿失禁患者及时更换尿湿的衣裤、床单、被褥，每天清洗会阴部，以保持会阴部清洁舒适。留置导尿管时严格执行无菌操作，避免尿路感染。鼓励患者多饮水，以稀释尿液，增加尿量。每日用0.5%碘伏棉球消毒尿道口2次，并保持会阴部清洁。

(9)预防便秘

患者应多吃粗纤维的食物和水果蔬菜，有便秘的患者，每日按摩腹部，养成每日早晨大便的习惯，一般每次大便相隔不应超过3天。养成定时排便的习惯，促进正常排便反射形成。适当选用治疗便秘的药物如麻仁润肠丸等。

(10)供给适当营养

加强饮食护理:每餐前护理人员和患者均要洗净双手,在患者胸前铺上毛巾;喂牛奶、豆浆、米汤等流质饮食时,可用吸管吸或用茶壶喂,注意冷热要适宜,应慢吸少饮,以防流质呛入气管;固体食物要切成小块后再让患者吃,进餐时尽量和患者少说话,更不能逗患者发笑,以免食物误吸入气管。对于有吞咽困难的患者饮食以清淡、少渣、软食为主,面包、馒头可裹汁食用,饮水发呛明显时,应尽量减少饮水,以汤、汁代替。进餐时抬高床头30°～45°。胃管的护理:鼻饲前要查看胃管在鼻腔外长度,嘱患者张口查看鼻饲管是否在口中,用注射器注入10毫升空气,同时在腹部听诊,可听到气过水声,或从鼻饲管中抽出胃内容物,表明胃管在胃内;喂食时动作要轻,速度要慢,以免引起呕吐;每次喂食量200～300毫升,每日4～6次,温度38～40℃。每次喂食结束应注入少量温水冲洗管道,以免食物阻塞胃管。每次喂食后要记录饮食内容及量。鼻饲管用具要保持清洁,用后要清洗干净。胃管应根据要求(2～4周)定时更换。

2. 脑卒中后出现痴呆的非药物治疗方法有哪些?

脑卒中后出现痴呆症状会给患者家属带来很多麻烦,患者往往生活不能自理,需要人照料,还会有昼夜颠倒、不配合吃药甚至吃饭等情况,给照料者造成沉重的精神心理负担。一般来说,如果患者不发生进一步的脑血管病,则痴呆进展相对较慢。针对患者出现的情况,除了要积极治疗原发病以外,还可以用康复、心理等非药物治疗的办法缓解患者的病情,主要有如下几个方面的办法:非药物治疗即心理、社会行为治疗,目的是最大程度地保留患者的功能水平,并确保患者及其家属在应对痴呆这一棘手问题时的安全性和减少照料者负担,推荐老年期痴呆患者非药物治疗有如下几个方面:

(1)认知功能训练

通过认知功能的康复患者在学习新事物、记忆、执行功能、日常生活能力、总体认知、抑郁改善等方面都有很进步。认知障碍康复锻炼前要对认知障碍的类型进行分类,一般分类如下:语言、记忆、视空间、注意、解决问题的能力。记忆疗法、词语联想、运动疗法、分类训练及日常生活功能训练能够延缓痴呆患者病情进展，也可以显著提高日常生活能力。

(2)运动疗法

运动疗法可以应用于痴呆患者的各个阶段，以维持和改善运动功能，对于轻中度痴呆患者的治疗目标是平衡性、移动性和力量，研究显示痴呆患者通过精神运动性治疗方法，可使社会行为和群体行环境中的行为得到改善，严重阶段的攻击行为也可以通过规律性的行走而降低，运动疗法和音乐治疗联合应用要比单独音乐治疗有益的多。

(3)音乐治疗

音乐治疗可让患者聆听能唤起愉快体验的熟悉音乐、歌曲，亦可辅导患者以卡拉 OK 的方式哼唱青年时代喜好的歌曲。在患者生活的环境中播放舒缓的背景音乐可稳定其情绪，对控制患者的躁动和激越等阳性症状和阴性症状有明显改善。

(4)日常生活功能锻炼

通过日常生活功能锻炼能显著改善老年患者的日常生活能力、执行能力及认知功能。让患者自己做力所能及的事情，如扫地、料理家务、吃饭等，让他感觉到自己还能被别人需要对其身心康复是很重要的。

(5)心理支持

常用的心理治疗包括支持性心理治疗、回忆治疗(诱导患者回忆可引起并保持正性情感反应的事件)、确认治疗(使患者体会自我价值并通过认定与过去经历的情绪反应之间的联系来减少不良刺激)、扮演治疗(使患者扮演在家庭或事件中的某个角色而减轻患者的社会隔离感)、技能训练(模拟在课堂环境进行学习的场景，尽可能保持患者残存的认知功能)。家人在心理疏导方面起到重要作用，交流沟通、无微不至的关爱对患者的情绪稳定是很重要的。

(6)环境疗法

是通过对患者的物质环境和社会环境的改变，减轻症状，提高生存能力。环境疗法包括：明确的信号、感觉刺激、刺激的环境、避免注意力分散、语言沟通技巧。如感觉刺激中的芳香疗法可以改善患者的夜间睡眠，减少白天的干扰性行为。

(7)其他方法

如按摩、理疗、抚摸、明亮安静的居住环境等。

附篇二

脑血管病患者如何进行饮食调节

脑血管病具有三高的特点，即发病率高、致残率高、病死率高，对人体健康危害极大。患了脑血管病，除积极治疗、合理安排运动与休息外，给予科学的饮食与营养，对于病情的稳定和恢复也是一项很重要的措施。饮食与脑血管病关系十分密切。对此中医学早有论述。如《内经》有“仆击偏枯……肥贵人则膏粱之疾也”的记载。意思是说过食肥甘厚味，可使人突然中风偏瘫。从医学的角度上看，脑血管病的饮食原则与高血压病、动脉粥样硬化、冠心病、高脂血症的饮食原则一致。

食物中的主要成分是糖、脂肪、蛋白质、无机盐和维生素。它们与脑血管病都有关系，可影响人的血压、血脂、血糖以及钠、钙等离子的含量。如食物中的糖摄入过多，可在体内转化为脂肪，使血脂升高。长期的高血脂，可引起动脉粥样硬化、高血压。脂肪食物，如肥肉、动物脂肪、动物内脏、奶油及鱼子等，含有大量的饱和脂肪酸，能使血中的胆固醇、甘油三酯升高，沉着在血管壁上容易形成动脉粥样硬化。已经患了动脉粥样硬化的病人，则会加重病情，使病情进一步发展。蛋白质饮食可延缓血管壁弹性而减退疾病进程，改善中枢神经系统对血压的调节功能，降低血压，促使钠离子从尿中排出，从而降低脑血管病的发病率，所以，对蛋白质饮食不必过多限制。盐是人们生活中不可缺少的，但如果膳食中含盐量较高，易引起高血压，进而导致脑血管病。据报道，日本北海道地区，人们盐的摄入量相当大，每天 15～20 克以上，84％的成人患高血压，而且脑血管病的发病率也很高。因此，在膳食中应注意限制盐的摄入量，每日饮食中摄入食盐应少于 4 克(健康人群 6 克左右)，咸菜、榨菜、咸鱼、咸肉、酱豆腐、松花蛋等食品以不吃或少吃为好。

具体的饮食要求如下：

1. 饮食要有节制，定时适量。中医有句老话：若要身体安，三分饥和寒。每顿饭以七八成饱为宜，切忌过饱。晚餐不要太晚，以清淡为宜。一般情况下，人在晚上活动量少，能量消耗也少，若晚餐吃得太多，可使人肥胖，从而影响到血管的舒缩，导致脑血栓的形成。再吃一些难以消化的油腻食物，会使胆固醇在血管内壁上沉积，诱发脑血栓。进食量应适当，不宜过饱，否则身体过胖而加重心脏负担。

2. 睡前1杯白开水。医学专家认为，睡前喝1杯水，能起到稀释血液、降低血液黏度、防止脑血栓的作用。而且，容易坚持，费用低。

3. 限制高胆固醇食物的摄入。应忌食肥肉，肝、脑、肾、肺等动物内脏，螺肉、墨鱼、骨髓、猪油、蛋黄、奶油等高胆固醇含量食物，以免加重脑血管内壁的损伤。平时要食用植物油，如玉米油、豆油、花生油、菜籽油、芝麻油等。这些含不饱和脂肪酸的植物油，有促进胆固醇氧化生成胆酸、增加粪胆固醇排出量、降低血液中胆固醇、抑制血栓形成的作用，同时还能增强微血管的弹性，对防治动脉粥样硬化和脑血管意外也有一定的作用。

4. 限制过多的糖分摄入。过多的糖可转化为甘油三酯和胆固醇，从而加重脑动脉硬化。所以，脑血管病患者应严格控制高糖饮食。

5. 适量的蛋白质。饮食中应有适当的蛋白质，包括动物蛋白质（如蛋清、羊肉、鸡肉、鱼肉、牛肉等）和植物蛋白质（如豆腐、豆浆等）。各种蛋白制品可降低胆固醇；牛奶是高蛋白饮品，但喝牛奶时最好将奶皮去掉，奶皮中含脂肪较高。

6. 多食海产品。海产品如海带、海鱼等含有丰富的碘、铁、钙、硒、蛋白质和不饱和脂肪酸，被公认为大脑营养剂、血液稀释剂，具有降低胆固醇、防止动脉硬化之功效。

7. 多吃富含叶酸的食物。若膳食中缺乏叶酸及维生素 B_6、维生素 B_{12}，会使血中高半胱氨酸水平升高，易损伤血管内皮细胞、促进粥样硬化斑块形成；而补充叶酸对降低中风的发病率有重要作用。专家建议中老年人尤其是心血管病人，应注意多摄食富含叶酸的食物，如红苋菜、菠菜、龙须菜、芦笋、豆类、酵母及苹果、柑橘等。

8. 多食含钾的食物。含钾丰富的食物主要是植物性食物，如豆类、蔬菜、菌类、海菜,水果中的橘子、橙子、香蕉等均含钾较多。钾与脑细胞的新陈代谢及维持神经的兴奋性有关。缺钾除影响全身各组织及器官功能外,还会给脑组织的物质代谢、血液循环带来一定障碍,时间长了会发生脑血管疾病。所以中老年人为预防脑血管疾病的发生,应选择含钾丰富的食物。

9. 食盐要限量。临床资料证明,脑血管病患者多半血压较高,高盐饮食对病情不利。盐的主要成分是钠,如摄入过多,在内分泌的作用下,会增加血管对各种升高血压物质的敏感性,引起细小动脉痉挛,使血压升高。此外,钠还有携带水分的作用,若体内钠盐积聚过多,其携带的水分也越多,血容量就增加,会直接增加心脑血管负担。

10. 饮食要多样化,合理膳食。有人总结为:一二三四五,红黄绿白黑。“一”指每天喝一袋牛奶(250ml)。“二”指每餐二两左右主食。“三”即三份高蛋白,每份可以是:一两瘦肉、一个鸡蛋、二两豆腐、二两鱼虾、二两鸡或鸭、半两黄豆。“四”即四句话,“有粗有细、不甜不咸、三四五顿、七八分饱。”“五”的意思是每天要吃500克蔬菜和水果。“红”是一天一个西红柿或喝少量红葡萄酒。“黄”指黄色蔬菜,如胡萝卜、西瓜、红薯、老玉米、南瓜、红辣椒等(因红黄色蔬菜含有大量维生素A)。绿指绿茶和绿色蔬菜。“白”指燕麦粉、燕麦片,可以降血脂、降血黏度,预防糖尿病。“黑”指黑木耳,可以降血黏度,防止凝血块堵塞血管。

11. 限制辛辣食物的摄入。辛辣食物可以增进食欲,但缺血性脑血管病患者不宜吃这类食品。因为辛辣食品能升阳助热、耗液伤阴,不利于血压的控制及大便的排出。

12. 戒烟。吸烟能刺激外周血管收缩,不利于控制血压,并且刺激动脉内壁,加重动脉硬化。所以,脑血管病患者应忌烟。

13. 限制饮酒。酒属于高热量的饮料。长期饮酒者可以导致血脂升高。特别是大量饮啤酒的人,血液中的脂质含量更高,易导致心肌脂肪增加、心脏肥大、血管硬化。所以,脑血管病患者应戒酒。

14. 过多饮用咖啡可使血脂含量升高,尤其对已有缺血性脑血管病患者更是如此。

15. 适量饮茶对人体有利,但是饮浓茶则可对神经系统产生兴奋。所以,脑血管病患者应限制咖啡,只能适量喝茶,茶水不要太浓,尤其是晚上更不能饮用。

下面提供一些脑血管病人适宜的食物，以供参考：

1. 豆腐

豆腐营养丰富，色味俱佳，是一种高蛋白的食物，所含的脂肪是植物性的，有降低血脂和防止动脉硬化的作用，对体质肥胖、高脂血症最为适宜。

2. 土豆

土豆主要含糖类和蛋白质，可供给人体较多的营养物质，同时土豆产生的热能较少，这样可以避免过多的能量摄入和储存，所以对降血脂有一定作用。

3. 南瓜

南瓜是常见的食品，营养丰富，有关资料显示，南瓜中的某些成分能促进人体胰岛素分泌，增加肝肾细胞的再生能力，有降低血糖、血脂和血压的作用。

4. 黄瓜

黄瓜具有润燥止渴、利尿消肿的功效，据报道，黄瓜中含有丙醇二酸，能抑制糖类在体内转化为脂肪，但又妨碍糖类向人体提供能量。另外，黄瓜还有降低胆固醇的作用，经常食用，对于高血压、高血脂、肥胖患者都有益，能预防动脉硬化和中风的发生。

5. 芹菜

芹菜味甘，苦，性凉，归胃、肝二经，能平肝清热，祛风利湿。现代医药学研究认为：芹菜含大量粗纤维及丰富的矿物质、多种维生素及芫荽苷、甘露醇、挥发油等，并含有降压、降脂及促进脂肪分解的物质，因此有利于治疗高血压、高脂血和肥胖症，并有通便作用，可用于中风多期的食疗。

6. 蕹菜

蕹菜又称空心菜，含有丰富的胡萝卜素及钙、镁、锌、磷等元素，粗纤维含量丰富，具有显著的促进胃肠蠕动、通便解毒作用。蕹菜味甘，性寒，能清热解毒，凉血通便，同时紫色蕹菜中含胰岛素样物质，可降低血糖，故有利于糖尿病、中风的治疗，特别适用于出血性中风急性期伴有血糖升高、大便干结者。

7. 胡萝卜

胡萝卜又称黄萝卜，味微苦辛，性微寒，有健脾和胃、补气养血的功效。胡萝卜富含维生素，每100克胡萝卜含胡萝卜素高达4010微克，相当于视黄醇668微克。又含降血糖、降血压成分，所以有利于中风的防治，兼治糖尿病、高血压病及肿瘤等。

8. 枸杞头

枸杞头又称清明菜，既是一种很好的野蔬，又是一种营养丰富、延年益寿的保健食品。枸杞头性平，味甘，微苦，有补虚益精，清热止渴，祛风明目的功效。人们常用枸杞头预防高血压、眩晕等病证，中风眩晕、耳鸣患者可以用枸杞头作菜常食，有辅助治疗作用。

9. 茄子

茄子味甘，性寒，有散瘀血，消肿止痛，祛风通络，止血等功效。近来研究发现它具有降低血中胆固醇浓度、降血压、降低毛细血管脆性和防止出血、预防中风的功效。

10. 菠菜

菠菜是绿叶蔬菜中富含维生素A、维生素B、维生素C的品种，其所含维生素A虽然只有胡萝卜的一半，但却是白菜的170倍，黄瓜的20倍，所含的维生素C是胡萝卜的11倍，白菜的1.5倍。菠菜中还含有大量的有助于改善脑功能的维生素B_1、维生素B_2，这是其他蔬菜望尘莫及的。因此，中风病人恢复期多吃菠菜相当有益。

11. 大蒜

大蒜味辛，性温，功能温中健胃，消食理气，化肉消谷，解毒除湿。大蒜有较明显的降脂、降糖、降压作用，同时可以抑制血小板凝聚，对动脉硬化症、脑梗塞有治疗作用，对康复期的中风患者也有治疗作用。

12. 甘薯及其茎叶

甘薯又称红薯、地瓜，味甘甜，是理想的减肥益寿食品。日本和我国的长寿老人多以甘薯为主食，食甘薯保健的习俗已风靡全球。经常食用甘薯还可预防心脑血管疾病，防治动脉硬化，减少皮下脂肪，并有利于中风患者半身不遂肢体功能的恢复。甘薯及其茎叶可以生津润燥，补中和血，益气宽肠，其降糖作用也十分明显，不仅对糖尿病患者有益，而且可以延缓糖尿病对血管的损害，从而起到防治中风的作用。

13. 西瓜皮

西瓜皮又称“西瓜翠衣”，味甘性凉，无毒，能清热除烦，利尿止渴。现代医学研究表明，西瓜皮含糖类、有机酸、酶类及丰富的维生素C和蜡质等成分，具有促进人体代谢、消炎、降压、降低胆固醇沉积、软化和扩张血管等作用。有资料表明，西瓜皮和西瓜均有降糖作用，所以西瓜皮可以辅助治疗糖尿病、动脉硬化、高血压，对防治中风有益。

14. 苹果

苹果含有多种维生素、果糖及鞣酸，可防止血中的胆固醇增高，减少血液中的含糖量。高血压、动脉硬化的患者宜长期坚持服用，中风患者常食苹果也大有益处。

15. 草莓

草莓味道甘美，富于营养，含有丰富的蛋白质，脂肪，糖类和多种维生素及钙、磷、钾等多种元素，特别是维生素C的含量是等量西瓜、苹果、葡萄的10倍。经常食用草莓可以促进消化，更有清肺化痰、补虚养血、润肠通便之功效，是防治心脑血管病、改善便秘的佳品，中风患者伴有便秘者最宜食用。

16. 豆芽

豆芽是大豆或绿豆发芽后2～3天形成的。豆芽含有大量的维生素C，生理学家认为维生素C的摄取量多少同智商指数的高低基本上成正比关系，维生素C对精神障碍的治疗起辅助作用。中风患者常吃豆芽有助于增强脑的功能。

17. 黄豆

黄豆是具有很高营养价值、健身防病的优良食物。据测定，每100克黄豆中，含蛋白质39克，比鸡蛋高2倍半，此外还含有脂肪17克，糖30克，维生素A 300毫克，钙300毫克，磷590毫克，铁6毫克，这些元素对增进人体的健康大有好处。黄豆中含有一种特殊的元素“氮”，氮是一种天然的镇静剂，又有利尿作用，还能分解体内多余的胆固醇，防止动脉硬化，有利于中风的预防和康复治疗。

18. 绿豆

绿豆是清补佳品，富含蛋白质、碳水化合物、维生素B_1、维生素B_2、烟酸及矿物质等营养成分。绿豆还含有一种包含球蛋白的多糖，具有降血压和降血脂的作用，高血压、高血脂症患者常吃绿豆可以防止中风的的发生，中风患者常吃绿豆食品可以平肝潜阳，减轻烦躁情绪，降低血压，有利于身体康复。

19. 荞麦

荞麦中含大量的维生素P，也就是芦丁，它能防止使毛细血管收缩的肾上腺素氧化，从而软化毛细血管，稳定血压，预防脑出血。同时荞麦可以防止大脑的呆滞，延长脑细胞寿命。

20. 玉米

玉米是一种保健长寿食品，含有的主要营养成分有：蛋白质、脂肪、糖、磷、铁、钙、胡萝卜素和维生素B_1、维生素B_2、维生素E等。玉米油含不饱和脂肪酸，能调节胆固醇的正常新陈代谢，可降低血脂，防治动脉硬化、冠心病及脑中风。长期食用能降低血压和血糖，有助于预防中风的发生。

21. 芝麻

芝麻中的蛋白质含量高达19%～28%，比肉还高，含钙量是牛奶的2倍，所含维生素B_1、维生素B_2和维生素E也很丰富，这些都是大脑不可缺少的营养物质。芝麻中还含亚油酸等不饱和脂肪酸，在人体可合成卵磷脂，是形成脑内神经组织的重要成分。中风患者由于脑的结构受到损害，脑功能受到很大影响，许多患者伴有或轻或重的智力障碍，食用芝麻有利于智力的康复。同时芝麻能润肠通便，治疗中风病人大便干结或排出不畅，有保健作用。芝麻含有饱和脂肪酸，可以预防动脉硬化，所以对预防中风有一定作用。

22. 核桃

核桃富含亚油酸、亚麻酸等不饱和脂肪酸，除可合成卵磷脂营养脑及神经外，还能对抗动脉硬化，防治习惯性便秘，所以对中风患者伴有焦虑、失眠及记忆力减退、大便秘结等症有效，对中风偏瘫、中风后出现痴呆有辅助治疗作用。

23. 香菇

味甘，性平，有益气、补虚、健胃等作用。现代医学研究证明，其有消食去脂，降血压作用，对于预防中风以及治疗中风病患者的血脂偏高、血压不稳定很有帮助。对于老年人的保健也起到一定的作用，因为其有增强机体免疫机能，防癌抗癌的功效。临床观察发现，对患有高脂血症的患者用少量植物油烹炒鲜香菇 90 克，或用鲜香菇 90 克煮汤，有降脂作用。

24. 花生

花生有广泛的医疗保健作用：①降低血液胆固醇，对防止动脉硬化有一定作用；②用醋泡花生仁 7 日以上，每晚服 7～10 粒，连服 7 天，可使一般高血压患者血压下降或接近正常；③将花生壳洗净泡水代茶饮，对血压和血脂偏高者亦有一定的疗效。正因为花生有降低血脂、胆固醇，降血压预防动脉硬化之效，所以花生也可作为预防中风的常用食品。

25. 木耳

木耳含氨基酸 11.5%，蛋白质 13.85%，脂肪 0.6%，碳水化合物 66.2%，粗纤维 1.68%，胡萝卜素，钾、钠、钙、锰等元素及维生素 B_1、维生素 B_2 和原维生素 A，还含有卵磷脂、脑灵脂、麦角甾醇及多糖。木耳味甘，性平，能凉血止血，补气润燥，可治疗多种出血症、便秘及高血压，故有利于出血性中风的治疗，也有利于防治高血压，以预防中风的发生。本品由于兼治血之功，还能帮助中风病人康复。

26. 牛奶

牛奶中含有丰富的钙质和蛋白质、脂肪，特别是牛奶中的钙与蛋白质是结合在一起的，两者极易被人体吸收。喝牛奶可延缓衰老，预防疾病，增强体质。中医认为，牛奶能补中益气。中风病人由于半身不遂，口眼㖞斜、吞咽困难而影响进食，可选择牛奶作为鼻饲食品，对中风患者体质的康复有一定的帮助。

27. 醋

醋具有散瘀、止血、杀菌、解毒等功效，实践证明醋有防治动脉硬化之功效。如醋蛋疗法：取米醋 180 毫升，装入大口杯内，将一个生鸡蛋浸泡在醋里，待 46～48 小时后用筷子把蛋挑破，将蛋清、蛋黄搅匀即成。服法：每日早晨取 25 毫升醋蛋液，加 2～3 倍的温开水，再加蜂蜜调匀，空腹食用，分 5～7 天服完，对治疗脑动脉硬化，预防中风有一定的作用。

28. 海蜇

海蜇是降脂减肥、化痰消肿的佳品，并能降血压，古代有以海蜇为主料的“蛋羹汤”治疗肝阳上亢病症的记载。因海蜇有显著的降压、降脂作用，所以现代多用作中风患者的日常佐餐食品。

者